职业卫生
安全管理体系研究

主　编　唐小哲　金承刚　李光琳　丁库克

副主编　邓云峰　王志萍　刘东山　杨　威　张　荔

编　委（以姓氏笔画为序）

丁库克　马永忠　王志萍　邓云峰　刘　威

刘　瑶　刘东山　李光琳　杨　威　张　荔

张鸿燕　林　琳　金承刚　房元圣　赵晨杉

姜红如　耿亚鑫　徐　楠　唐小哲　康同影

程　伟

人民卫生出版社

·北　京·

图书在版编目（CIP）数据

职业卫生安全管理体系研究 / 唐小哲等主编 . 北京：人民卫生出版社，2024. 12. -- ISBN 978-7-117-37637-2

Ⅰ. R13

中国国家版本馆 CIP 数据核字第 202508CW35 号

人卫智网	**www.ipmph.com**	**医学教育、学术、考试、健康，购书智慧智能综合服务平台**
人卫官网	**www.pmph.com**	**人卫官方资讯发布平台**

职业卫生安全管理体系研究

Zhiye Weisheng Anquan Guanli Tixi Yanjiu

主　　编：唐小哲　金承刚　李光琳　丁库克
出版发行：人民卫生出版社（中继线 010-59780011）
地　　址：北京市朝阳区潘家园南里 19 号
邮　　编：100021
E - mail：pmph @ pmph.com
购书热线：010-59787592　010-59787584　010-65264830
印　　刷：天津市光明印务有限公司
经　　销：新华书店
开　　本：710 × 1000　1/16　　**印张：**12
字　　数：190 千字
版　　次：2024 年 12 月第 1 版
印　　次：2025 年 5 月第 1 次印刷
标准书号：ISBN 978-7-117-37637-2
定　　价：50.00 元
打击盗版举报电话：010-59787491　E-mail：WQ @ pmph.com
质量问题联系电话：010-59787234　E-mail：zhiliang @ pmph.com
数字融合服务电话：4001118166　E-mail：zengzhi @ pmph.com

前言

职业卫生安全预防和保护劳动者免受职业性有害因素所致的健康影响和危险，直接关系到劳动者的身体健康、企业的可持续发展以及社会的和谐稳定，关乎国家公共卫生安全体系的建设与完善以及健康中国的实现。

本书应用传统政治和行政管理研究方法中的理论分析、历史分析和比较分析的方法，通过历史、理论和对比分析，梳理我国及美国、英国、澳大利亚、韩国等国家目前的职业卫生安全管理体系，寻找其中的差别和各自的优缺点，结合现场调研和专家研讨咨询，为完善我国职业卫生安全管理体系、提高我国职业卫生安全管理水平提供有益借鉴和补充。

本书第一章主要对职业卫生安全管理体系进行概述，并探讨职业卫生安全管理体系研究意义；第二章主要介绍我国职业卫生安全管理体系现状，从法律法规、组织机构、预防性措施、救济性措施，科研、教育、培训 5 个方面进行阐述；第三章从法律法规，组织机构，预防性措施，救济性措施，科研、教育、培训 5 个角度分别梳理美国、欧盟、英国、德国、澳大利亚、俄罗斯、韩国、新加坡目前的职业卫生安全管理体系；第四章在梳理当前我国职业卫生安全管理体系现状基础上总结了我国职业卫生安全管理体系中出现的问题；第五章对中外职业卫生安全管理体系的各个方面进行比较，从相同点和差异中发现导致各自现状的原因，总结经验获得启示；第六章依照国别叙述美国、欧盟、英国、德国、澳大利亚、俄罗斯、韩国、新加坡的职业卫生安全管理先进经验及启示；第七章通过中外职业卫生安全管理体系进行对比研究，提出我国职业卫生安全体系及管理问题的对策，以期为提高我国职业卫生安全管理水平提供参考。

由于我们水平有限，本书中难免存在缺陷甚至错误之处，诚恳地希望广大读者对本书提出宝贵意见。

编者

2024 年 11 月

目录

第一章
引　言

第一节　职业卫生安全管理体系概述

一、职业卫生安全管理的产生与发展

20 世纪后半叶以来，随着经济技术的跨越式前进，带来了全球经济的大幅飞跃。经济的发展，在提高人民生活水平的同时，也带来了职业卫生问题。越来越多的劳动者由于自觉、不自觉地接触职业性危害因素，导致职业病发病率与日俱增。根据国际劳工组织的数据显示，全球每年发生的与工作相关的事故数量高达亿件。面临此种问题，世界各国政府加大了对职业卫生管理的重视程度。欧美发达经济体由于早期快速的经济发展速度，使得其较发展中国家，更早地面临了职业卫生问题的威胁，也较早地开展职业卫生管理的理论及法律研究。经过几十年的发展，欧美国家的职业卫生体系越发完善，为世界其他国家的职业卫生管理提供了理论和实践的参考。随着中国的经济大发展，中国的职业卫生管理应运而生，随着人民生活水平的不断提高，居民对于自身健康的看重程度逐步增大。我国的职业卫生管理起步于 20 世纪 50 年代，改革开放以来，随着外资经济体纷纷进入中国，拉动了整个经济形势的大发展，也推动了职业卫生管理的步伐。党的十一届三中全会以来，中国的职业卫生管理理论与实践有了长足的发展，《中华人民共和国职业病防治法》的出台标志着我国职业卫生管理走进了一个新的时期。国家对职业卫生管理的重视程度提高到了前所未有的高度。从国家层面明确了职业卫生管理机构的职责及重要性，同时对具有职业危害因素的企业也加大了管理和监察力度，同时人民群众的劳动保护也得到了保障，有法可依在劳动保护领域得以实现。新版《中华人民共和国职业病防治法》的出台，也进一步加大了企

业对劳动者保护的责任力度，明确了企业的主体责任。在取得职业卫生领域成就的同时，中国的职业卫生管理工作还存在一定的问题。

二、职业卫生安全管理体系研究现状

国内外对中外职业卫生安全管理体系的对比研究，特别是系统性研究总体较少。林琪（2014）对中外职业卫生管理进行了对比分析，研究主要从发展历程、管理模式、立法三个方面对美国、德国、英国、日本四个发达国家的职业卫生管理进行了梳理，但其介绍较简略，在管理模式一节仅仅简略介绍了OSHA等几个机构的职责，并未对机构之间的关系及管理模式的背景进行详细介绍。此外在具体制度方面，李涛（2013）对中外职业健康监护与职业病诊断鉴定制度进行了对比，重点介绍了美国职业病诊断制度，吴媛等（2012）对国内外职业健康保险状况进行了比较，重点是中国和美国工伤保险制度的对比。张靖（2013）对中外职业病救济体系进行了比较，聂武等（2010）对中外职业病名单进行了比较，任国友（2009）对中美职业安全健康法进行了对比，朱喜洋（2012）对中外安全生产法律责任进行了比较。

我国对国外职业卫生安全领域的关注开始较早，早在1973年开始就介绍了美国的粉尘卫生标准。介绍美国职业卫生安全管理体系方面的文献也较多，其中乌正赉最早于1992年对美国职业卫生安全管理体系进行了较全面的介绍。目前关于美国职业卫生安全体系的大多数文献主要从立法、机构设置、标准制定、监督体制、监督手段、监督程序等几个方面进行介绍，极少数文献介绍了其他部分，例如陈荣昌（2007）介绍了统计报告体系，张天奎（2011）介绍了职业病诊断制度，李梦璐等（2013）介绍了培训体制和人才培养机制。

根据国内外研究现状分析，存在的主要问题为：

1. 多数文献缺乏对职业安全和卫生管理体系的全面介绍，例如大部分文献在介绍监督体系的时候没有同时介绍职业病诊断、报告和赔偿制度。

2. 缺乏对各类机构之间关系的说明。

3. 缺乏对各类监管措施背后的理论含义和历史沿革的阐述。

4. 缺乏对职业卫生安全管理体系的理论意义的探讨，只有少数学者对职业安全和卫生管理与劳动力市场之间的关系以及对职业安全与健康规制动因的理论进行分析。同时，我国职业卫生安全体系从1949年以来经过了数次变迁，目前随着新的职能调整，亟须加强此方面的研究，对中外职业卫生安全体系进行对比研究，可以为提高我国职业卫生安全管理水平提供参考。

第二节　职业卫生安全管理体系研究意义

本书应用传统政治和行政管理研究方法中的理论分析、历史分析和比较分析的方法。

理论分析：借鉴伦理学、制度经济学、博弈论的理论对劳动者在工作中的安全和健康权利、职业安全和卫生监管的成本和效益、利益相关者在职业安全和卫生管理中的策略进行理论分析。

历史分析：对中外职业安全与卫生管理方面的历史事实加以搜集、整理和分析，根据史料描述管理体系的产生、发展和变化，找出各种历史事件的因果关系。比较分析：对中外职业卫生体系的各个方面进行比较，从相同点和差异中发现导致各自现状的原因和解释。

中国与其他国家职业卫生安全管理既有相同之处也有差异之处。通过比较分析和历史分析，梳理中国与其他国家目前各自职业卫生安全管理现状的历史原因，寻找其中的差别和各自的优缺点，结合现场调研和专家研讨咨询，将为完善我国职业卫生安全体系、提高我国职业卫生安全管理水平提供有益的借鉴和补充。

参考文献

[1] 林琪. 中外职业卫生管理对比分析[D]. 天津：天津医科大学，2014.

[2] 李涛. 中外职业健康监护与职业病诊断鉴定制度研究[M]. 北京：人民卫生出版社，2013.

[3] 吴媛，段胜楠，王菁，等. 国内外职业健康保险状况的比较[J]. 中华劳动卫生职业病杂志，2012，30(8)：630-633.

[4] 张靖. 中外职业病救济体系的几点比较[J]. 新乡学院学报(社会科学版)，2013(6)：20-22.

[5] 聂武，周安寿. 中外职业病名单简述及对调整我国职业病目录的几点建议[J]. 中国工业医学杂志，2010(1)：59-61.

[6] 任国友. 中美职业安全健康法对比[J]. 中国安全科学学报，2009(7)：46-51.

[7] 朱喜洋. 中外安全生产法律责任设定比较[J]. 劳动保护，2012(10)：106-108.

[8] 中国医学科学院卫生研究所劳动卫生研究室尘肺组.美、苏、日本关于粉尘卫生标准的近况[J].卫生研究,1973(4):11-17.

[9] 乌正赉.美国职业卫生安全监察概况(上)[J].化工劳动保护(工业卫生与职业病分册),1992(4):170-171+192.

[10] 乌正赉.美国职业卫生安全监察概况(下)[J].化工劳动保护(工业卫生与职业病分册),1992(6):302-305.

[11] 陈荣昌,刘敏燕,黄兵.美国职业卫生法规、监管及统计体系[J].中国安全科学学报,2007(3):100-104.

[12] 张天奎.美国职业病控防制度[J].中国城市经济,2011(17):247-248.

[13] 李梦璐,郭晓宏,姜亢.美国工业卫生的发展及人才培养研究[J].安全,2013(4):14-17.

[14] 吴振球.美国的工业卫生管理与培训[J].化工劳动卫生通信,1985(4):8-9.

[15] 丁雯雯.美国职业安全与健康规制的正当化基础及启示[J].江西社会科学,2016(3):200-205.

[16] 张红凤,于维英,刘蕾.美国职业安全与健康规制变迁、绩效及借鉴[J].经济理论与经济管理,2008(2):70-74.

[17] SUN Y, XU L, SHAO H, et al. China's laws, rights, and administrative structures in occupational safety and health: a comparison with the United States[J]. Journal of Public Health Policy, 2014, 35(4): 455-469.

[18] Q C, Y C, W C. Comparison of Legal System of Occupational Safety and Health between Hong Kong and Mainland China[J]. Open Journal of Safety Science and Technology, 2012, 2(3): 119-132.

[19] Cullen MR. Personal reflections on occupational health in the twentieth century: spiraling to the future.[J]. Annu Rev Public Health, 1999, 20(20):1-13.

第二章

我国职业卫生安全管理体系现状

第一节 法律法规

一、法律

依据《中华人民共和国立法法》，我国的法律体系的形式渊源包括：宪法、法律、行政法规、相关国际法以及地方性法规、国务院部门规章、地方政府规章。

《中华人民共和国宪法》对我国职业安全卫生工作作出了统领性、原则性的规定。1949 年，中国人民政治协商会议第一届全体会议通过的《中国人民政治协商会议共同纲领》第三十二条："保护青工女工的特殊利益。实行工矿检查制度，以改进工矿的安全和卫生设备。"《中华人民共和国宪法》第二十一条："国家发展医疗卫生事业，发展现代医药和我国传统医药，鼓励和支持农村集体经济组织、国家企业事业组织和街道组织举办各种医疗卫生设施，开展群众性的卫生活动，保护人民健康。"第四十二条："国家通过各种途径，创造劳动就业条件，加强劳动保护，改善劳动条件，并在发展生产的基础上，提高劳动报酬和福利待遇。"第四十三条："中华人民共和国劳动者有休息的权利。国家发展劳动者休息和休养的设施，规定职工的工作时间和休假制度。"这些宪法性法律规范成为我国职业安全卫生法律体系中法律效力最高的法律渊源。

在法律层面《中华人民共和国职业病防治法》规定了职业安全与职业卫生问题，是为了预防、控制和消除职业病危害，防治职业病，保护劳动者健康及其相关权益，促进经济社会发展，根据宪法而制定。

二、法规

法规是国务院制定的具有法律效力的规范性文件。在法规层面，国务院制定的多项法规对职业安全卫生相关法律的规定进行了细化规定。比较重要的行政法规有《生产安全事故报告和调查处理条例》《煤矿安全监察条例》《安全生产许可证条例》《危险化学品安全生产管理条例》《特种设备安全监察条例》《建设工程安全生产管理条例》《尘肺病防治条例》《放射性同位素与射线装置安全和防护条例》《突发公共卫生事件应急条例》《工伤保险条例》等。其中工伤保险条例是非常重要的一部法规，工伤保险是为已经发生的职业安全事故和职业病患者提供充分、便捷救济的制度，该条例建立了我国的强制性工伤保险制度，是我国职业安全卫生制度的重要组成部分。

三、规章

国务院部门规章是国务院各部委或具有行政管理职能的直属机构，根据宪法法律法规的要求，在本部门的职能范围内，所制定的具有约束力的规范性文件。我国职业安全卫生的部门规章随着职业安全卫生管理机构设置的改变而改变。目前相关规章主要出自卫生部门。目前比较重要的部门规章有《工作场所职业卫生监督管理规定》《用人单位职业健康监护监督管理办法》《职业病危害项目申报办法》《职业卫生技术服务机构监督管理暂行办法》《职业病诊断与鉴定管理办法》《国家职业卫生标准管理办法》等。

四、地方性法规、地方政府规章

地方性法规、地方政府规章是地方立法机构、地方政府结合本地区特点对如上法律规范的细化、具体规定，在现实职业安全卫生法律运作中也发挥着重要作用。

第二节　组织机构

国家实行职业卫生监督制度。国务院卫生行政部门、劳动保障行政部门依照本法和国务院确定的职责，负责全国职业病防治的监督管理工作。国务院有关部门在各自的职责范围内负责职业病防治的有关监督管理工作。县级以上地方人民政府卫生行政部门、劳动保障行政部门依据各自职责，负责本行政区域内职业病防治的监督管理工作。县级以上地方人民政府有关部门在各自的职责范围内负责职业病防治的有关监督管理工作。

中华人民共和国国家卫生健康委员会负责拟定职业卫生相关行政法规，对用人单位职业卫生监督检查工作，加强源头治理，负责建设项目职业病危害评价和职业卫生技术服务机构监管，对职业病报告、职业健康检查、职业病诊断与鉴定、化学品毒性鉴定等工作进行监督管理，组织开展重点职业病监测、职业健康风险评估和专项调查，开展医疗卫生机构放射性职业病危害控制的监督管理，调查处置职业卫生事件和事故，组织指导并监督检查用人单位职业卫生培训工作。中央宣传部负责组织新闻媒体做好职业病防治宣传、舆论引导和监督工作。国家发展改革委负责会同有关行业管理部门积极调整产业政策，限制和减少职业病危害严重的落后技术、工艺、设备和材料的使用，支持职业病防治机构的基础设施建设。科技部负责将职业病防治关键技术等研究纳入国家重点研究计划。工业和信息化部发挥行业管理职能作用，在行业规划、标准规范、技术改造、推动过剩产能退出、产业转型升级等方面统筹考虑职业病防治工作，促进企业提高职业病防治水平。民政部负责将用人单位不存在或无法确定劳动关系，且符合条件的职业病患者纳入医疗救助范围，将符合条件的职业病患者及其家庭纳入最低生活保障范围。财政部负责落实职业病防治的财政补助政策，保障职业病防治工作所需经费。中华人民共和国人力资源和社会保障部负责职业病患者的工伤保险待遇有关工作。国务院国资委配合有关部门督促指导中央企业依法开展职业病防治工作。全国总工会依法对职业病防治工作进行监督，参与职业病危害事故调查处理，反映劳动者职业健康方面的诉求，提出意见和建议，维护劳动者合法权益。

2021 年 5 月，国家疾控局挂牌成立，该机构是国家卫生健康委员会管理的国家局，为副部级。国家卫生健康委员会下设职业健康司，负责拟订职业卫生、放射卫生相关政策、标准并组织实施；开展重点职业病监测、专项调查、职业健康风险评估和职业人群健康管理工作；协调开展职业病防治工作。国家疾控局下设监督二司，承担职业卫生、放射卫生等监督工作，依法组织查处重大违法行为，健全卫生健康综合监督体系等职责。

第三节　预防性措施

一、标准工作

中国国家标准化管理委员会由国务院授权统一管理全国标准化工作并负责制定国家标准。国务院标准化行政主管部门统一管理全国标准化工作。国务院有关行政主管部门分工管理本部门、本行业的标准化工作。县级以上地方人民政府标准化行政主管部门统一管理本行政区域内的标准化工作。县级以上地方人民政府有关行政主管部门分工管理本行政区域内本部门、本行业的标准化工作。制定标准的部门应当建立由专家组成的标准化技术委员会，负责标准的草拟，并参加标准草案的审定工作。目前，全国性的专业标准化技术委员会有300多家，分支技术委员会有500多家，各类标准化从业人员达10万人。

《工业企业设计卫生标准》《工作场所有害因素职业接触限值》等，目前共有职业卫生标准636项，职业病诊断标准93项，放射卫生防护标准82项，职业性放射性疾病诊断标准35项。有害物质容许浓度330项，粉尘容许浓度47项，生物因素容许浓度1项。

二、执法工作

用人单位职业卫生监督执法，是指县级以上地方卫生健康行政部门及其委托的卫生健康监督机构依据职业卫生相关法律、法规、规章及其确定的监管事项清单，对用人单位职业卫生工作进行监督执法的活动。

职业卫生监督执法工作以“双随机，一公开”监管为基本手段、以重点监管为补充、以信用监管为基础，落实行政执法公示制度、执法全过程记录制度、重大执法决定法制审核制度，推行基于风险的分类分级监督执法模式。

监督执法内容：一是职业病防治管理措施建立、健全情况；二是建设项目职业病危害评价、职业病防护设施设计及竣工验收情况；三是工作场所职业病危害项目申报情况；四是工作场所职业病危害因素日常监测和定期检测、评价情况；五是职业病危害告知和警示情况；六是职业病防护设施和个人使用的职业病防护用品配备、使用、管理情况；七是职业卫生培训情况；八是劳动者职业健康监护情况；九是职业病患者、疑似职业病患者的报告及处置情况；十是产生职业病危害作业的转移（外包）情况；十一是急性职业病危害事故处置、报告情况；十二是涉及放射性职业病危害作业的情况。

第四节　救济性措施

一、保险与赔偿

中国的工伤保险制度始于20世纪50年代初。随着中国社会经济的发展，工伤保险制度也经历了发展、改革和逐步完善的过程。1951年2月，中央人民政府制定了《中华人民共和国劳动保险条例》，将工伤保险列在各类保险项目之首。工伤保险待遇包括医疗与康复待遇、伤残待遇和死亡待遇三部分。在待遇的支付方面确定了劳动保险基金与雇主分担的原则。改革开放以来，在总结国内多年试点经验并借鉴国外做法的基础上，2003年4月16日，国务院出台了《工伤保险条例》及一系列政策措施，进一步推进了工伤保险各项工作。2010年12月，国务院对《工伤保险条例》作了重大修改，修改内容包括：一是扩大了适用范围；二是简化了工伤认定、鉴定和争议处理程序；三是提高了部分待遇标准；四是减少了由用人单位支付的待遇项目，增加了由工伤保险基金支付的待遇项目。

劳动能力鉴定职工工伤医疗期满后，由职工所在单位向当地劳动鉴定委员会办公室报送工伤或职业病认定、治疗等相关资料申请鉴定。劳动鉴定委员会办公室接到申报鉴定资料后，根据工伤保险政策和评残标准，审核有关资料的有效性，同时请专家组鉴定伤残等级和护理等级并形成结论，由劳动鉴定委员会办公室通知单位和职工。鉴定结论可根据定期复查结果作相应改变。鉴定机构：省、地（市）、县（市）三级劳动鉴定委员会由劳动、卫生、工会等部门的有关主管领导组成，下设办公室负责日常工作。

工伤保险待遇给付项目包括：工伤医疗待遇、工伤津贴待遇、伤残抚恤金待遇、护理费待遇、残疾辅助器具费、异地安家补助费、一次性伤残补助金、丧葬补助金、供养亲属抚恤金、一次性工伤死亡补助金。

参加工伤保险人员情况《工伤保险条例》自2004年1月1日施行以来，对维护工伤职工的合法权益，分散用人单位的风险，规范和推进工伤保险工作,发挥了积极作用。全国参加工伤保险的职工由条例实施前的4575万人增至2010年9月的1.58亿人,其中农民工6131万人。自《工伤保险条例》实施至2009年年底,认定工伤420万人,享受工伤医疗待遇1080万人次,享受伤残津贴和工亡抚恤待遇434万人。

二、信息报告

职业病与职业危害因素监测由卫生行政部门管理。在职业安全报告方面,我国建立了企业伤亡事故报告制度。

为及时、准确全面地掌握全国安全生产事故情况,经国家统计局批准,2010年,国家安全生产监督管理总局发布了新的《生产安全事故统计报表制度》。具体内容包括:统计范围在中华人民共和国领域内从事生产经营活动中发生的造成人身伤亡或者直接经济损失的生产安全事故。统计内容主要包括事故发生单位的基本情况、事故造成的死亡人数、受伤人数、急性工业中毒人数、单位经济类型、事故类别、事故原因、直接经济损失等。组织实施统计报表由各级安全生产监督管理部门、煤矿安全监察机构负责组织实施,每月对本行政区内发生的生产安全事故进行全面统计。其中,火灾、道路交通、水上交通、民航飞行、铁路交通、农业机械、渔业船舶等事故由其主管部门统计,每月抄送同级安全生产监督管理部门。2018年,国务院机构改革,国家安全监管总局将相关职能移交至国家卫生健康委。

在职业病报告方面。我国的职业病报告采用医疗机构报告的方式。我国的职业病在定义方面与美国有所不同。在美国职业病常常采用“工作相关疾病”代指,其含义显而易见,与工作相关的疾病都可以纳入其中。因此美国没有职业病目录,也没有专门的职业病诊断鉴定程序,不需要医疗机构或医生有职业病诊断资质,只要企业或家庭医生认为雇员的疾病与其工作相关,都应当被记录,并可申请工伤赔偿。中国有完善的职业病诊断鉴定和报告制度。

职业病报告制度是职业病防控的一项重要举措,根据《中华人民共和国职业病防治法》第五十一条规定,用人单位和医疗卫生机构发现职业病患者或者疑似职业病患者时,应当及时向所在地卫生行政部门和安全生产监督管理部门报告。确诊为职业病的,用人单位还应当向所在地劳动保障行政部门报告。

职业病报告制度的发展大概经历了三个阶段，一是初步建立阶段，1956年中华人民共和国卫生部组织制定了《职业中毒和职业病报告试行办法》，并由中华人民共和国卫生部与中华人民共和国劳动部联合发布。办法规定，最初进行职业病诊断的医疗机构，遇有急性职业中毒，热射病、热痉挛，电光性眼炎，潜函病和职业性炭疽等职业病病例发生时，应在24小时以内向市级卫生防疫站发出“急性职业中毒和急性职业病发病通知书”。遇有死亡1人以上或同时发生3人及以上急性职业中毒病例或事故，或职业性炭疽1人以上时，医疗机构除发出“急性职业中毒和急性职业病发病通知书”外，还应立即用电话通知市卫生防疫站。市卫生防疫站编制“职业中毒和职业病季报表”，将每季度职业中毒和职业病发生情况向市卫生局报告，并按一定程序报送省（自治区、直辖市）卫生厅和原国家卫生部。第二阶段是巩固发展阶段，1966—1976年职业病报告基本处于停止状态。1982年，中华人民共和国卫生部决定恢复职业中毒和职业病报告制度，并对原试行办法进行了修订，明确要求劳动卫生、职业病防治研究院（所）或卫生防疫站设专人负责此项工作。最初进行诊断的医疗机构发现慢性职业中毒和职业病时，应向当地卫生监督机构报告。同时，职业病报告于1989年依据《中华人民共和国统计法》逐渐纳入国家统计指标。明确要求一切企事业单位发生的国家现行职业病范围内所列病种都必须按规定报告。报告内容包括尘肺病、生产环境有害物质浓度测定、有害作业工人健康检查、职业病现场劳动卫生学调查。第三阶段是法制建设阶段，2002年随着《中华人民共和国职业病防治法》的颁布，全国卫生监督体制改革逐步到位，各地职业病报告部门、职责都不甚明确，严重影响了职业病报告质量。针对这种情况，2005年中华人民共和国卫生部印发《关于进一步加强职业病报告工作的通知》，要求各级卫生行政部门负责本行政区域内的职业病报告统计管理工作，并指定同级的职业病防治机构或疾病预防控制机构具体承办常规职业病报告统计工作。职业病防治机构或疾病预防控制机构将职业病报告情况汇总后报送同级卫生行政部门，并同时报上一级职业病防治机构或疾病预防控制机构。中国疾病预防控制中心负责制定全国职业病报告统计工作技术方案，对全国职业病报告统计工作进行技术指导和质量控制，负责职业病报告的统计分析。同时，2005年，中国疾病预防控制中心建成职业病报告网上直报平台，保证了报告的及时性和准确性。目前，在疾病预防控制监测系统中，职业病与职业卫生监测信息系统成为独立的监测系统，共包含职业性尘肺病报告卡，职业病报告卡，农药中毒报告卡、疑似职业病报告卡，有毒有害作业工人健康监护汇总表，职业病诊断、鉴定相关信息报告卡六张。

目前，根据国家《职业病分类和目录》，我国职业病分为10类132种。职业病报告制度要求用人单位和各级医疗卫生机构根据《职业病分类和目录》规定的法定职业病进行报告。随着信息收集报告的现代化技术，目前，职业病报告已成为中国职业病发病分布，评估职业病危害的重要信息。2023年全国共报告各类职业病新病例12087例，其中职业性尘肺病及其他呼吸系统疾病8105例（其中职业性尘肺病8051例），职业性耳鼻喉口腔疾病2228例，职业性传染病625例，职业性化学中毒367例，物理因素所致职业病577例，职业性皮肤病65例，职业性肿瘤67例，职业性眼病39例（含1例放射性白内障），职业性放射性疾病7例，其他职业病7例。

第五节　科研、教育、培训

职业病防治技术支撑体系由职业病监测评估、职业病危害工程防护、职业病诊断救治三类技术支撑机构及相关专业机构组成。

1. 职业病监测评估技术支撑体系　《国家卫生健康委关于加强职业病防治技术支撑体系建设的指导意见》提出：以疾病预防控制机构、职业病防治院（所、中心）为主干，建成“国家、省、市、县”四级职业病监测评估技术支撑网络。国家级技术支撑机构主要是指国家卫生健康委职业安全卫生研究中心、中国疾病预防控制中心职业卫生与中毒控制所、中国疾病预防控制中心辐射防护与核安全医学所等单位，承担全国重点职业病和职业病危害因素监测、专项调查、职业健康风险评估、职业健康检查、职业病报告、应急处置、职业健康宣传教育与健康促进等方面法规政策标准研究、技术研发和技术指导。省、市、县三级技术支撑机构主要是指同级卫生健康行政部门有关直属单位或其他法定机构，承担行政辖区内的重点职业病和职业病危害因素监测、职业健康风险评估、职业病防治情况统计和调查分析、职业健康检查、职业病报告、应急处置、职业健康宣传教育与健康促进等技术支撑任务。

2. 职业病危害工程防护技术支撑体系　国家层面，国家卫生健康委有关直属单位与高等院校、企业、科研院所以共建“联合体”等形式，设立防尘、防毒、防噪、防电离辐射等工程防护技术中心，承担全国职业病危害防护工程设计、工程控制技术和装备、工程治理、个体防护等相关法规政策标准研究、技术研发、技术评估和技术指导。行业(领域)层面，依托条件较好的企事业单位，在矿山、化工、冶金、有色、建材、核技术应用、建筑、交通运输、军工等重点行业领域设立工程防护技术分中心，承担本行业领域职业病危害防护工程设计、工程控制技术和装备、工程治理、个体防护等标准研究和技术研发、筛选、推广、应用。省级层面，省级卫生健康委有关直属单位或其他具备条件的机构以自主建设或共建“联合体”等形式，设立工程防护技术指导中心，承担职业病危害工程防护及个体防护等标准研究和技术研发、筛选、推广、应用。

3. 职业病诊断救治技术支撑体系　国家卫生健康委有关直属单位及具备职业病诊断救治条件的综合医院，承担全国职业病诊断救治相关法规政策标准研究、技术研发和技术指导。

4. 高等院校、科研院所、企事业单位、行业学会协会、基金会等社会团体发挥专业优势，提供有特色、多样化的技术支撑，进一步增强技术支撑力量。

参考文献

［1］ 崔俊杰. 我国职业安全健康监管体制的演变、问题及完善［J］. 行政法学研究，2018(5)：50-66.

［2］ 张鸽. 2014—2016 年全国职业卫生技术服务机构抽查情况［J］. 职业与健康，2018，34(14)：1989-1992+1997.

［3］ 王春华，张利文，张强. 职业卫生与职业医学的应用型人才培养模式［J］. 高教学刊，2017(10)：143-144.

［4］ 戴宇飞，郑玉新. 中国职业卫生与职业病研究的进展［J］. 中华疾病控制杂志，2022，26(8)：869-875.

［5］ 王黎. 基层疾控中心职业卫生技术服务情况及对策［J］. 中国社区医师，2021，37(5)：184-186.

［6］ 樊晶光，王海椒，张建芳，等. 我国职业卫生工作 70 年回顾与展望［J］. 职业卫生与应急救援，2019，37(6)：507-511.

［7］ 陈卫红，邬堂春. 健康中国，职业卫生先行——中国职业卫生发展 70 年回顾与展望［J］. 中华疾病控制杂志，2019，23(10)：1169-1172.

［8］ 卢耀勤，刘继文. 我国职业卫生现状［J］. 职业与健康，2019，35(10)：1437-1440.

［9］ 李文捷，谢晓霜，朱秋鸿. 我国职业卫生标准制修订项目完成现状分析［J］. 中国卫生标准管理，2019，10(9)：1-7.

[10] 卢耀勤,刘继文.数据挖掘在职业卫生领域的研究现状[J].中国职业医学,2019,46(2):243-246.

[11] 刘鲁运,何珍,王驰,等.浅谈职业卫生技术服务档案管理的现状及对策[J].办公室业务,2018(24):121.

[12] 李梦兰,张华东,王易,等.我国职业卫生信息化进程与展望[J].职业卫生与病伤,2018,33(5):320-325.

[13] 王磊,胡英俊,陈公超,等.上海市某镇125家企业职业卫生管理制度落实情况调查[J].职业卫生与应急救援,2018,36(4):318-321.

[14] 孙艳秋,卢艳丽,张圆媛,等.我国职业卫生标准建设与管理现状[J].职业与健康,2018,34(16):2292-2296.

[15] 张鸽.基于文献分析我国职业卫生技术服务问题[J].中国职业医学,2018,45(4):505-507.

第三章

国外职业卫生安全管理体系现状

第一节　美国

一、法律法规

（一）美国职业卫生法律法规形成的历史发展

早期阶段：美国经济发展缓慢，社会生产规模较小，作业场所职业安全健康问题并不突出——17世纪中后叶，随着新技术及其设备的普及应用，作业场所安全生产事故发生数量随之逐年攀升，然而由于职业安全健康立法缺失，企业不会在职业安全健康方面投入过多的人力物力，此时仅依据《侵权法》对员工做少量赔偿。南北战争之后，联邦政府通过扩大工伤保险覆盖范围等措施来激励企业重视职业安全健康问题，但效果不明显。

中期阶段：1890年之后的70年，联邦政府和州政府的各个部门开始陆续颁布一系列与作业场所职业安全健康相关的法律法规，颁布了《保护矿工生命法（1891）》《铁路安全装备法（1893）》，但是此时仅是政府在一些行业领域内对职业安全健康问题的小规模调整和管理。

现代阶段：随着大量化学品的应用，作业场所职业安全健康问题受到广泛关注。在多方的努力下，美国国会于1970年通过了这部协调多方利益基础上的职业安全健康法，即《职业安全健康法（1970）》。该法是从联邦层面上对美国境内各州及相关行业领域作业场所职业安全健康提出了整体的要求，但该法不适用于已有联邦法规约束的行业领域职业安全健康，如煤矿和其他矿山不适用于海岸警卫队和政府外包管辖下的管道，以及能源部管辖下的核设施等；不适用于法律层级低于铁路和航空等相关领域的某些职业安全健康法规。

《职业安全健康法》赋予了职业安全健康局（OSHA）直接采用已有联邦标准、制定和颁布永久标准以及制定颁布紧急临时标准的权利。但职业安全健康标准的制定会受到联邦已有法规的约束和限制，包括《监管灵活性法案》《小企业监管执法公平法》《文书削减法》以及总统令（12866 号）等。此外，国会可能通过立法否决 OSHA 制定的标准，被否决后的标准将不会再次颁布。根据《职业安全健康法（1970）》第 8 章的规定，联邦政府鼓励各州根据各自特点来制定和实施职业安全健康监察计划，同时，也支持各州参与“OSHA 授权州计划（ASP）”来更好地落实法律对职业安全健康的要求。ASP 是 OSHA 的一个重要监察机制，即对自愿申请加入该计划且能够保障贯彻落实联邦职业安全健康法规的州，经过 OSHA 审核通过后，将由州政府自行开展本州的职业安全健康监察执法工作。

（二）OSHA《职业卫生安全法》

OSHA 颁布的职业卫生安全法律法规，OSHA 法共分为三十四个部分：

第一部分：Introduction。

美利坚合众国参议院和众议院在大会上颁布的本法可被称为“1970 年职业安全与健康法”。本法试图确保工人和妇女的安全和健康的工作条件；授权执行根据该法制定的标准；协助和鼓励各国努力确保安全和健康的工作条件；提供职业安全领域的研究、信息、教育和培训。健康；以及其他目的。

第二部分：Congressional Findingsand Purpose。

国会发现，由于工作情况引起的人身伤害和疾病在生产损失、工资损失、医疗费用和残疾赔偿金方面对州际贸易造成了重大负担，并对州际贸易造成了阻碍。因此国会宣布此法的宗旨和政策，是通过行使其权力来规范几个州之间和与外国之间的贸易，并提供一般福利，尽可能确保全国所有工人和妇女的安全和健康的工作条件，并保护我们的人力资源。共有 13 条。

第三部分：Definitions。

“部长”是由劳工部秘书担任。“委员会”是指根据本法设立的职业安全与健康审查委员会。本法覆盖范围，包括北马里亚纳群岛。“商业”一词是指几个州之间、一个州与州外任何地方之间、哥伦比亚特区内或美国属地（太平洋岛屿托管领土除外）之间，或同一州内但通过某一地点的贸易、交通、商业、运输或通信。“人”一词指一个或多个个人、合伙企业、协会、公司、商业信托、法定代表人或任何有组织的团体。“雇主”一词是指从事影响商业的业务并有雇员的人,但不包括美国(不包括美国邮政局)或任何州或州的政治分支机构。“雇员”一词是指受雇于其雇主的业务并影响商业的雇主的雇员。“国家”一词包括美国的州、哥伦比亚特区、波多黎各、维尔京群岛、美属萨摩亚、关岛和太平洋岛屿的托管领土。“职业安全与健康标准”是指为提供安全或健康的就业和就业场所而需要条件的标准,或采用或使用一种或多种实践、手段、方法、操作或过程的标准。“研究所”是指根据本法成立的国家职业安全与健康研究所。“工人赔偿委员会”是指根据本法制定的国家工人赔偿法委员会。

第四部分:Applicability of This Act。

本部分介绍了“1970 年职业安全与健康法”的适用范围。

第五部分:Duties。

本部分规定了每位雇主的基本义务。

第六部分:Occupational Safety and Health Standards。

此部分规定了 OSHA 部长(劳工部秘书)发布、修改、撤销职业安全或健康标准的方式。

第七部分:Advisory Committees;Administration。

职业安全与健康全国咨询委员会的组成、设立和职责。

第八部分:Inspections,Investigations,and Recordkeeping。

为了实现本法的目的,OSHA 部长授予了检察员在向业主、经营者或主管代理人出示相关证件后,可获得的调查检查执法权力等。

第九部分:Citations。

执行流程。经检查或调查,部长或其授权监察员认为雇主违反了本法第 5 部分、根据本法第 6 部分颁布的任何标准、规则或命令或根据本法规定的任何条例的要求,部长或其授权监察员应在合理的时间内发出传讯。

第十部分:Procedure for Enforcement。

执行程序。该部分规定了部长对违规雇主发出传讯之后的具体流程。

第十一部分:Judicial Review。

司法审查。该部分规定了受到不利损害的雇员可在任何美国可上诉的法院或雇主总部所在地进行上诉,上诉后有专门委员会对上诉内容进行调查,并规定了任何人不得解雇或以任何方式歧视已根据本法或与本法有关的规定提出任何投诉或提起或安排提起任何诉讼,或已在任何该等诉讼中作证或即将作证的雇员。

第十二部分:The Occupational Safety and Health Review Commission。

职业安全与健康审查委员会。职业安全卫生审查委员会应由三名成员组成,由总统任命,并经参议院建议和同意,由有资格履行委员会在本法案项下职能的人员中任命。

第十三部分:Procedures to Counteract Imminent Dangers。

应对突发危险的程序。发布临时限制令、执行程序、措施等的要求。

第十四部分:Representation in CivilLitigation。

民事诉讼代理。除《美国法典》第 28 编第 518(a)节中与最高法院诉讼有关的规定外,劳工事务律师可根据本法代理民事诉讼。

第十五部分:Confidentiality of Trade Secrets。

商业机密的保密。该部分规定了雇员在何种情况下可披露商业机密。

第十六部分:Variations, Tolerances, and Exemptions。

根据情况允许对本法进行合理的变更,以避免损害国防,但此类变更一般不超过六个月。

第十七部分:Penalties。

处罚。该章节规定了处罚措施及相应的适用情况。如任何雇主故意或反复违反本法第 5 节、根据本法第 6 节颁布的任何标准、规则或命令或根据本法规定的条例的要求,可对每项违反行为处以不超过 70000 美元的民事罚款,但对每项故意违反行为处以不少于 5000 美元的民事罚款。

第十八部分:State Jurisdiction and State Plans。

规定了国家层面和各个州职业法律的相互关系。国家管辖权和国家计划。本法的任何规定均不妨碍任何国家机构或法院根据州法律对职业安全或健康问题的主体管辖权。

第十九部分:Federal Agency Safety Programs and Responsibilities。

联邦机构安全计划和责任。各联邦机构(不包括美国邮政局)负责人应负责制定和维护与第 6 节颁布的标准一致的有效、全面的职业安全和健康计划。

第二十部分:Research and Related Activities。

研究及相关活动。应进行相关科研、商业研究工作,以寻找处理职业安全和健康问题的创新方法、技术和方法。在该法案颁布后两年内,以及此后每年，卫生和公众服务部部长应开展和出版全行业的研究，应加强和扩大对工作人员健康与安全的适当研究。

第二十一部分：Training and Employee Education。

培训和员工教育。OSHA 应以执行本法案目的而提供足够的合格人员以进行教育计划。

第二十二部分：National Institute for Occupational Safety and Health。

国家职业安全与健康研究所。在卫生和公众服务部建立一个国家职业安全和健康研究所，以执行本法案第 2 部分规定的政策，并履行本法案第 20 和 21 部分规定的卫生和公众服务部部长的职能。

第二十三部分：Grants to the States。

给各州的拨款。在 1971 年 6 月 30 日结束的财政年度和随后的两个财政年度内，部长有权向根据第 18 条指定了国家机构的国家提供补助金。

第二十四部分：Statistics。

统计。为了进一步实现本法的目的，部长应与卫生和公众服务部部长协商，制定并维持一个有效的职业安全和健康统计数据收集、汇编和分析计划。秘书应编制关于工伤和疾病的准确统计数据，包括所有致残、严重或重大伤害和疾病，无论是否涉及工作时间损失，仅需急救的轻伤除外，不涉及医疗、意识丧失、失能或岗位调动。

第二十五部分：Audits。

审计。

第二十六部分：Annual Report。

年度报告。职业安全和健康，包括对未来需求的估计，以及政府和其他方为满足这些需求所做的努力；列出尚未确定的要求、标准的工业用途中的所有有毒物质；以及认为有必要的其他立法建议。

第二十七部分：National Commissionon State Workmen’s Compensation Law。

国家工人赔偿法委员会。

第二十八部分：Economic Assistance to Small Businesses。

对小企业的经济援助。

第二十九部分：Additional Assistant Secretary of Labor。劳工部长助理。

第三十部分：Additional Positions。

其他职位。

第三十一部分:Emergency Locator Beacons。

紧急定位信标。

第三十二部分:Separability。

可分离性。如果本法的任何规定,或该规定对任何人或情况的适用应被视为无效,则本法的其余部分,或该规定对被视为无效的人或情况以外的其他人或情况的适用,不应因此受到影响。

第三十三部分:Appropriations。

拨款。

第三十四部分:Effective Date。

生效日期。1970 年 12 月 29 日批准。2004 年 1 月 1 日修订。

《职业安全与健康法》的历史变迁。

(三) OSHA 制定的职业卫生标准

1.General Industry

一般工业。共包含 26 个部分。包括建筑行业、海运码头、地面作业、脚手架和绳索下降系统、防火应急、电动平台、载人电梯和车载工作平台、通风、职业噪声、非电离辐射、气体(乙炔、氢、氧气、一氧化二氮)、易燃易爆物品、高度危险化学品、浸涂作业、个人防护设备、一般环境控制、医疗救助、橡胶、电动工具、特殊行业、潜水作业、焊接、切割和钎焊、材料搬运和储存、消防系统、有毒有害物质防护(空气污染物、联苯胺、3 致癌物(4- 硝基联苯等)、甲基氯甲醚、无机砷、丙二醇酮)等部分的相关规定。

2.Construction

施工安全与健康条例。共包含 29 个部分。包括一般安全与健康规定、职业健康和环境控制(职业噪声、电离辐射、非电离辐射、气体 / 蒸气、烟雾、灰尘和雾气、通风等)、个人防护和救生设备、消防和预防、事故预防标志和标签、材料搬运、储存、使用和处置、手动和电动工具、焊接和切割、电气、特种设备安全要求、脚手架等部分的相关规定。

3.Maritime

海事。与海事有关的法律规定包括:第 24 部分 - 根据联邦雇员保护法处理报复投诉的程序、第 70 部分 - 信息或材料的制作或披露、第 70A 部分 - 记录中个人隐私的保护、第 71 部分 - 根据 1974 年隐私法保护个人隐私和查阅记录、第 1900 部分、第 1901 部分、第 1902 部分 - 国家标准制定和执行计划、第 1903 部分 - 检查、引证和拟议处罚、第 1904 部分 - 职业伤害和疾病的记录和报告、第 1905 部分 - 实践规则、第 1906 部分、第 1908 部分 - 咨询协议、第 1910 部分 - 职业安全与健康标准、第 1911 部分 - 颁布、修改或撤销 OSHA 标准的程序规则、第 1912 部分 - 标准咨询委员会、第 1912A 部分 - 国家职业安全与健康咨询委员会、第 1913 部分 - 有关职业安全与健康管理局获取员工病历的规则、第 1915 部分 - 职业造船厂就业安全卫生标准、第 1917 部分 - 海运码头、第 1918 部分 - 长仓安全与健康条例、第 1919 部分 - 齿轮认证、第 1920 部分 - 码头工人法下的变更程序、第 1921 部分 - 根据《码头工人法》第 41 节执行的实践规则、第 1922 部分 - 根据《码头工人和港口工人补偿法》第 41 节进行的调查听证会、第 1924 部分 - 适用于车间和康复的安全标准、第 1925 部分 - 联邦服务合同的安全和健康标准、第 1926 部分 - 施工安全与健康条例、第 1927 部分、第 1928 部分 - 职业农业安全卫生标准、第 1949 部分 - 美国职业安全与健康管理局培训与教育办公室、第 1952 部分 - 批准的国家执行国家标准计划、第 1953 部分 - 国家计划的变更、第 1954 部分 - 评估程序以及对批准的国家计划的监控、第 1955 部分 - 撤销国家计划批准的程序、第 1956 部分 - 未经批准的州和地方政府雇员计划、第 1960 部分 - 联邦雇员基本计划要素 OSHA、第 1975 部分 -Williams Steiger OSHA1970 规定的雇员范围、第 1977 部分 -1970 年 OSHA 法案下对员工的歧视、第 1978 部分 - 根据 1982 年《地面交通援助法》(STAA)的雇员保护规定处理报复投诉的程序(修订版)、第 1979 部分 - 根据《21 世纪温德尔·H. 福特航空投资与改革法》第 519 节处理歧视投诉的程序、第 1980 部分 - 根据 2002 年《公司和刑事欺诈责任法》第 806 节和 2002 年《萨班斯 - 奥克斯利法》第八篇处理歧视投诉的程序第 1981 部分 - 根据 2002 年《管道安全改进法》第 6 节处理歧视投诉的程序、第 1982 部分 - 根据《国家运输系统安全法》和《联邦铁路安全法》处理报复投诉的程序、第 1983 部分 - 根据 2008 年《消费品安全改进法》第 219 节处理报复投诉的程序、第 1984 部分 - 根据《负担得起的医疗法案》第 1558 节处理报复投诉的程序、第 1985 部分 - 根据 2010 年《消费者金融保护法》雇员保护条款处理报复投诉的程序、第 1986 部分 - 根据经修订的《海员保护法》(SPA)雇员保护规定处理报复投诉的程序、第 1987 部分 - 根据 FDA 食品安全现代化法案第 402 节处理报复投诉的程序、第 1988 部分 - 根据《21 世纪进步促进法》(MAP-21)第 31307 节处理报复投诉的程序、第 1990 部分 - 致癌物的识别、分类和管理、第 2200 部分 -OSHA 审查委员会、第 2201 部分 - 实施信息自由法的条例、第 2202 部分、第 2203 部分 - 阳光法案中政府实施条例、第 2204 部分 - 平等诉诸司法法的实施、第 2205 部分 - 基于职业安全和健康审查委员会开展的计划或活动的残疾和委员会电子和信息技术的可及性实施非歧视、第 2400 部分 - 实施隐私法的法规。

4. Agriculture

农业安全卫生标准。共包括 13 个部分。包括农业设备安全、一般环境控制、职业健康等内容。

此外还包括第 24 部分 - 根据联邦雇员保护法处理报复投诉的程序、第 70 部分 - 信息或材料的制作或披露、第 70A 部分 - 记录中个人隐私的保护、第 71 部分 - 根据 1974 年隐私法保护个人隐私和查阅记录、第 1900 部分、第 1901 部分、第 1902 部分 - 国家标准制定和执行计划、第 1903 部分 - 检查、引证和拟议处罚、第 1904 部分 - 职业伤害和疾病的记录和报告、第 1905 部分 - 实践规则、第 1906 部分、第 1908 部分 - 咨询协议、第 1910 部分 - 职业安全与健康标准、第 1911 部分 - 颁布、修改或撤销 OSHA 标准的程序规则、第 1912 部分 - 标准咨询委员会、第 1912A 部分 - 国家职业安全与健康咨询委员会、第 1913 部分 - 有关职业安全与健康管理局获取员工病历的规则、第 1915 部分 - 职业造船厂就业安全卫生标准、第 1917 部分 - 海运码头、第 1918 部分 - 长仓安全与健康条例、第 1919 部分 - 齿轮认证、第 1920 部分 - 码头工人法下的变更程序、第 1921 部分 - 根据《码头工人法》第 41 节执行的实践规则、第 1922 部分 - 根据《码头工人和港口工人补偿法》第 41 节进行的调查听证会、第 1924 部分 - 适用于车间和康复的安全标准、第 1925 部分 - 联邦服务合同的安全和健康标准、第 1926 部分 - 施工安全与健康条例、第 1927 部分、第 1928 部分 - 职业农业安全卫生标准、第 1949 部分 - 美国职业安全与健康管理局培训与教育办公室、第 1952 部分 - 批准的国家执行国家标准计划、第 1953 部分 - 国家计划的变更、第 1954 部分 - 评估程序。以及对批准的国家计划的监控、第 1955 部分 - 撤销国家计划批准的程序、第 1956 部分 - 未经批准的州和地方政府雇员计划、第 1960 部分 - 联邦雇员基本计划、第 1975 部分 -Williams Steiger OSHA 1970 规定的雇员范围、第 1977 部分 -1970 年 OSHA 法案下对员工的歧视、第 1978 部分 - 根据 1982 年《地面交通援助法》(STAA)的雇员保护规定处理报复投诉的程序(修订版)、第 1979 部分 - 根据《21 世纪温德尔·H·福特航空投资与改革法》第 519

节处理歧视投诉的程序、第1980部分-根据2002年《公司和刑事欺诈责任法》第806节和2002年《萨班斯-奥克斯利法》第八篇处理歧视投诉的程序、第1981部分-根据2002年《管道安全改进法》第6节处理歧视投诉的程序、第1982部分-根据《国家运输系统安全法》和《联邦铁路安全法》处理报复投诉的程序、第1983部分-根据2008年《消费品安全改进法》第219节处理报复投诉的程序、第1984部分-根据《负担得起的医疗法案》第1558节处理报复投诉的程序、第1985部分-根据2010年《消费者金融保护法》雇员保护条款处理报复投诉的程序、第1986部分-根据经修订的《海员保护法》(SPA)雇员保护规定处理报复投诉的程序、第1987部分-根据FDA食品安全现代化法案第402节处理报复投诉的程序、第1988部分-根据《21世纪进步促进法》(MAP-21)第31307节处理报复投诉的程序、第1990部分-致癌物的识别、分类和管理、第2200部分-OSHA审查委员会、第2201部分-实施信息自由法的条例、第2202部分、第2203部分-阳光法案中政府实施条例、第2204部分-平等诉诸司法法的实施、第2205部分-基于职业安全和健康审查委员会开展的计划或活动的残疾和委员会电子和信息技术的可及性实施非歧视、第2400部分-实施隐私法的法规等。

5. 2018年OSHA最常引用的十大安全卫生标准(表3-1)。

表3-1 2018年OSHA最常引用的十大安全卫生标准

	标准领域	中文名称	主要内容
1	Fall protection, construction	坠落防护,施工	跌倒是造成严重工伤和死亡的最常见原因之一。雇主必须设立工作场所,以防止雇员从高架平台、高架工作站或地板和墙壁上掉入孔中。OSHA要求在一般工业工作场所的4英尺高度、船厂的5英尺高度、建筑业的6英尺高度和长距离作业的8英尺高度提供坠落防护。此外,OSHA要求在危险设备和机械上工作时,无论坠落距离如何,都要提供坠落保护

续表

	标准领域	中文名称	主要内容
2	Hazard communication standard, general industry	一般工业危害沟通标准	危险沟通标准现在与全球统一的化学品分类和标签系统保持一致。危险沟通标准的更新将为化学品分类和在标签和安全数据表上传达危险信息提供一种通用且一致的方法。这一更新还将有助于减少贸易壁垒,提高美国企业的生产效率,这些企业定期处理、储存和使用危险化学品,同时为美国企业节省成本,这些企业定期更新危险沟通标准所涵盖化学品的安全数据表和标签
3	Scaffolding, general requirements, construction	脚手架,施工的一般要求	美国劳工统计局(Bureau of Labor Statistics)的致命职业伤害普查(Census of Fatality Occupational Injuries,CFOI)报告了2009年从脚手架、分期运输中发生的54起死亡事故。劳工统计局(BLS)的一项研究中,72%在脚手架事故中受伤的工人将事故归因于铺板或支架松动,或是员工滑倒或被坠落物体击中。所有这些都可以通过遵守OSHA标准来控制
4	Respiratory protection, general industry	呼吸保护,一般工业	在美国各地的不同工作场所,数以百万计的工人需要佩戴呼吸器。呼吸器保护工人免受氧气环境不足、有害粉尘、雾、烟、雾、气体、蒸汽和喷雾的影响。这些危害可能导致癌症、肺损伤、疾病或死亡。遵守OSHA呼吸保护标准每年可避免数百人死亡和数千种疾病
5	Control of hazardous energy (lockout/tagout), general industry	一般工业危险能源控制(上锁/挂牌)	机器和设备中的能源,包括电气、机械、液压、气动、化学、热力或其他能源,可能对工人造成危害。在机器和设备的维修和保养过程中,意外启动或释放储存的能量会导致工人严重受伤或死亡。伤害可能包括触电、烧伤、挤压、切割、撕裂、截肢或身体部件断裂等。适当的上锁/挂牌做法和程序保护工人免受危险能源释放

续表

	标准领域	中文名称	主要内容
6	Ladders, construction	梯子,结构	跌倒是造成严重工伤和死亡的最常见原因之一。雇主必须设立工作场所,以防止雇员从高架平台、高架工作站或地板和墙壁上掉入孔中。雇主必须设立工作场所,以防止雇员从高架平台、高架工作站或地板和墙壁上掉入孔中。OSHA 要求在一般工业工作场所的 4 英尺高度、船厂的 5 英尺高度、建筑业的 6 英尺高度和长距离作业的 8 英尺高度提供坠落防护。此外,OSHA 要求在危险设备和机械上工作时,无论坠落距离如何,都要提供坠落保护
7	Powered industrial trucks, general industry	动力工业卡车,一般工业	动力工业卡车,通常称为叉车或起重卡车,在许多行业中使用,主要用于运输材料。它们还可用于升高、降低或移除托盘上或箱子、板条箱或其他容器中的大型物体或大量小型物体。电动工业卡车既可以由操作员驾驶,也可以由步行操作员控制。动力工业卡车有很多种。每种类型都有不同的操作危险。例如,与机动手车相比,坐着、平衡的高升力乘用车更有可能发生坠落负载事故,因为坐着的乘用车可以将负载提升到比手车更高的位置。工作场所类型和条件也是与机动工业卡车相关的危险因素。例如,零售企业在维护行人安全方面通常比其他工作场所面临更大的挑战。除此之外,许多工人还可能在以下情况下受伤:①升降机无意中被从装货码头上卸下;②升降机落在码头和未固定的拖车之间;③升降机撞到他们;④当他们落在升高的货盘和弹齿上时

续表

	标准领域	中文名称	主要内容
8	Fall protection–training requirements	坠落防护 - 培训要求	跌倒是造成严重工伤和死亡的最常见原因之一。雇主必须设立工作场所,以防止雇员从高架平台、高架工作站或地板和墙壁上掉入孔中。OSHA 要求在一般工业工作场所的 4 英尺高度、船厂的 5 英尺高度、建筑业的 6 英尺高度和长距离作业的 8 英尺高度提供坠落防护。此外,OSHA 要求在危险设备和机械上工作时,无论坠落距离如何,都要提供坠落保护
9	Machinery and machine guarding, general requirements	机械和机器防护装置的一般要求	移动的机器部件有可能导致严重的工作场所伤害,如手指或手被压碎、截肢、烧伤或失明。保障措施对于保护工人免受这些可预防的伤害至关重要。任何可能造成伤害的机器部件、功能或过程都必须加以保护。当机器的操作或意外接触伤害到操作员或附近的其他人时,必须消除或控制危险
10	Eye and face protection	眼部和面部防护	每年都有成千上万的人因与工作有关的眼部损伤而失明,而通过正确选择和使用眼部和面部防护措施,可以预防这种损伤。OSHA 要求雇主确保所有员工在工作环境中的安全。必要时必须提供眼部和面部防护,以防化学、环境、辐射或机械刺激和危险

6. NIOSH 法规

NIOSH 法规:国家职业安全与健康研究所(National Institute for Occupational Safety and Health,NIOSH)负责开展研究,并为预防与工作有关的伤害和疾病提出建议。尽管 NIOSH 通常被认为是一个非监管机构,但 NIOSH 发布的指导和建议经常被负责制定和执行工作场所安全和健康法规的其他机构使用。NIOSH 还直接负责一些法规。这些条例主要概述了涉及特定行业的特定健康和安全相关事项的程序和要求,或规定了 NIOSH 在管理分配给研究所的项目时应遵循的规则。这些法规包括关于以下方面的规则：煤矿工人健康监督计划，描述了地下煤矿工人的X线检查、尸检和对尘肺分类的B读卡器程序的操作；NIOSH赠款和教育培训计划；根据《能源员工职业病和补偿计划法》，履行卫生和公众服务部的职责；呼吸防护设备的批准；在就业场所开展健康危害评估项目和职业安全与健康研究调查；同时进行某些科研研究，如三氟化溴对生命或健康有危险的价值概况研究、二溴化乙烯对生命或健康有危险的价值概况研究、二噁英皮肤标志谱研究。

二、组织机构

在美国，与作业场所职业安全健康相关的联邦政府部门主要有三个，分别为：劳工部下属的OSHA，负责制定职业安全健康标准和职业安全健康监察执法；美国疾控中心下属的NIOSH，负责开展职业安全健康风险识别与防控研究；职业安全健康复审委员会（The Occupational Safety and Health Review Commission，OSHRC），是独立的准司法机构，负责对有争议的OSHA执法进行复审。

（一）OSHA制定职业安全健康标准的过程

首先OSHA会依据与该类风险相关的科学研究结论和现场作业人员风险暴露的资料数据来判断其对作业人员的职业安全健康危害，进而提出对风险暴露限值的初步标准，OSHA还会考虑技术和经济可行性——初步标准制定后，OSHA会发布公告通知，邀请受到该标准影响的利益相关方进行讨论，召开公众评议会，广泛收集各方的意见和建议——最终，在兼顾采纳各方建议后，新的标准将通过联邦登记处向公众发布实施。

（二）OSHA的职业安全健康监察执法

OSHA的职业安全健康监察执法主要分为5类：一是职业安全健康投诉监察，主要是在企业员工就作业场所职业安全健康问题向OSHA投诉后开展的监察执法行动；二是计划监察，主要是按既定的监察执法计划对重点行业领域开展的监察执法行动；三是事后监察，主要是在企业发生伤亡事故后，对企业的违法行为进行现场调查；四是紧急危险监察，是对社会或相关政府机构发现的紧急危险状况进行的监察执法行动；五是“回头看”监察，主要是对违法企业整改情况的监察。通常情况下，OSHA的企业监察过程分为三部分，即到达企业后召开现场会、作业场所现场巡视和总结交流会，企业负责人和工会代表有权参与全程的监察执法行动。OSHA 监察执法过程中发现企业违反职业安全健康法规规定后,会按照法规规定对企业给予相应的处罚。根据企业违法的严重程度,OSHA 开具的传票可分为 4 类:轻微违法,是指对职业安全健康影响很小的违法,一般不对其进行处罚;一般违法,是指存在职业安全健康风险,但不太可能造成死亡或重伤,一般处以 800 ~ 7000 美元的罚款;严重违法,是指存在可能造成死亡或重伤事故的风险,最高处以 7000 美元罚款;故意违法,是指企业负责人漠视职业安全健康风险或忽视职业安全健康法规规定,一般处以 5000 ~ 70000 美元的罚款。另外,OSHA 监察员在具体的判罚过程中也会考虑如下四个方面来进行自由裁量,主要包括:企业规模;违法的严重程度;企业的诚信度;以往违法的历史记录等。

(三) 职业安全与保健管理总署(OSHA)

关于 OSHA:Loren Sweatt 和 Krisann Pearce,为美国劳工部副部长助理,担任 OSHA 办公室主任。OSHA 是美国劳工部的一部分。OSHA 局长是劳工部副部长。OSHA 局长向劳工部长负责,劳工部长是美国总统内阁成员。

OSHA 规定的劳工的权利。

根据联邦法律,你有权拥有一个安全的工作场所。你的雇主必须提供一个没有已知健康和安全隐患的工作场所。如果你有顾虑,你有权畅所欲言,且不用担心遭到报复。你亦有权:

1. 学习一门你能理解的语言。

2. 在安全的机器上工作。

3. 要求雇主提供必要的安全装备,如手套或安全带和救生索。

4. 免受有毒化学品的伤害。

5. 要求 OSHA 检查,并与检查员交谈。

6. 报告受伤或疾病。

如果你认为工作环境不安全或不健康,你可以向 OSHA 提出保密投诉,并要求进行检查。如果可能的话,可以让你的雇主注意递交的这些安全及健康投诉。

OSHA 官网——如何递交安全及健康投诉?1970 年的《职业安全与健康法》规定,如果雇员及其代表认为工作场所存在严重危害或雇主不遵守职业安全与健康法的标准,他们有权提出投诉并要求 OSHA 对其工作场所进行检查。工人们不需要知道是否违反了特定的 OSHA 标准就可以提出投诉。投诉应在注意到危害或不遵守规定后尽快提出，因为 OSHA 的传票可能只针对目前存在或存在的违规行为。OSHA 重视工人或其代表的投诉。OSHA 将对您的信息保密。

投诉途径：①在线：进入在线投诉表格。在线收到的来自 OSHA 批准的州计划州的工人的投诉将被转发到相应的州计划中进行响应。②传真 / 邮寄：下载 OSHA 投诉表格（EnEspanol）（或向当地 OSHA 区域或地区办事处索取一份）。填完后传真或邮寄回当地的 OSHA 区域或地区办公室。请附上你的姓名、地址及电话号码，以便我们联络你跟进。③电话：您当地的 OSHA 区域或地区办公室。OSHA 工作人员可以讨论您的投诉并回答您的任何问题。如果有紧急情况或危险立即危及生命，请致电当地 OSHA 区域或区域办公室。

如果你的雇主因你行使工人权利而对你进行报复，你可以向举报人投诉。

如何联系 OSHA：如果您想了解您工作场所的健康和安全问题，讨论您的权利，或了解更多关于 OSHA 的信息，请与我们联系。您的信息将被保密。请拨打 OSHA 免费电话，通过电子邮件发送问题或评论，或使用地图找到离您最近的 OSHA 办公室。

州计划是由 OSHA 批准的工作场所安全和健康计划，由各州或美国各地区实施。目前，有 22 个国家计划覆盖私营部门和国家及地方政府工作人员，有 6 个国家计划只覆盖州和地方政府工作人员。国家计划受到职业安全与卫生管理局的监督，在保护工人和预防工伤、疾病和死亡方面，国家计划必须至少与职业安全与卫生管理局一样有效。

（四）OSHA 合作计划

OSHA 提供以下合作项目，在这些项目下，企业、劳工组织和其他组织可以与该机构合作，帮助预防工作场所的伤亡和疾病（表 3-2）。

表 3-2　OSHA 所提供合作项目

机构名称	中文名称	职责范围
Alliance Program	联盟计划	通过联盟计划，职业安全与健康管理局与致力于工人安全与健康的团体合作，以预防工作场所的伤亡和疾病

续表

机构名称	中文名称	职责范围
OSHA Strategic Partnership Program（OSPP）	OSHA 战略合作计划（OSPP）	OSPP 为 OSHA 提供了与雇主、工人、专业或行业协会、劳工组织和 / 或其他利益相关者合作的机会
Voluntary Protection Programs（VPP）	自愿保护计划（VPP）	VPP 承认私营企业和联邦机构的雇主和工人实施了有效的安全和健康管理系统，并将工伤和疾病发生率保持在各自行业低于美国劳工统计局（National Bureau of Labor Statistics）的平均水平
OSHA Challenge Program	OSHA 挑战计划	OSHA 挑战项目为感兴趣的雇主和工人提供了获得援助的机会，以改善他们的安全和健康管理系统。挑战管理人员在安全和健康方面经验丰富，通过三个阶段的过程指导挑战参与者实施有效的系统，以预防死亡、伤害和疾病
On-Site Consultation Program’s Safety and Health Achievement Recognition Program（SHARP）	现场咨询计划的安全与健康成果识别计划（夏普）	雇主如有全面的现场谘询及符合其他要求，便可在夏普的安全及健康管理制度下获得认可。在 SHARP 认证有效期间，获得 SHARP 识别的工作场所不受程序检查的限制

（五）职业安全与健康审查委员会（The Occupational Safety and Health Review Commission，OSHRC）

职业安全与健康审查委员会的任务是公正、及时地裁决劳工部与雇主之间的工作场所安全与健康纠纷。在这方面，委员会在鼓励美国工人安全和健康工作场所方面发挥着至关重要的作用。审查委员会作出决定的情况是由独立于审查委员会、职业安全与健康管理局（OSHA）的联邦机构进行的检查产生的，该机构是劳工部的一部分。OSHRC 或审查委员会和 OSHA 由 1970 年的《职业安全与健康法》创建，但该法规定审查委员会是一个独立机构（即，不是另一联邦部门的一部分），以确保机构案件当事人获得公正的听证。在收到雇主或受影响员工对引文提出异议的通知后，OSHRC 会创建一个案例文件。审查委员会执行秘书办公室的职能与法院书记员办公室非常相似，它在华盛顿的国家办公室为每一个竞赛或新的案件分配案卷编号。然后,所有受影响的当事人都会收到案件案卷的邮寄通知。OSHRC 是一个独立的联邦机构,作为法院系统来裁决雇主和雇员以及劳工部长之间因有争议的工作场所安全检查而产生的纠纷。OSHA 是美国劳工部的一个独立机构,负责制定工作场所安全和健康标准,并检查工作场所,以强制遵守这些标准。OSHRC 的程序规则规定了两个级别的裁决。第一层次是在行政法法官面前。第二个层次是由该机构驻华盛顿的专员审查 ALJ 的决定。

三、预防性措施

(一) 标准工作

完善的标准体系是美国职业安全卫生管理体制的主要特征之一。按照标准的用途分,标准主要包括:①要求雇主提供跌倒保护;②预防挖掘塌方;③预防暴露于传染病;④确保进入限制性空间的工人的安全;⑤预防暴露于有害化学物质;⑥在危险设备处设置守卫;⑦提供口罩或者其他安全设备;⑧对特定的危险工作,以工人能够理解的语言和词汇提供培训。

在 OSH 法案颁布之前,美国就有联邦职业卫生标准和州共识标准的存在。OSH 法案要求将之前已颁布的联邦职业卫生标准和州共识标准进行整理和颁布。此外还明确了职业卫生标准的制定程序。

标准建议的来源:来自有关当事人,或任何雇主或雇员组织的代表,或一个在国内被承认的标准制定组织,或卫生、教育、福利部长或国家职业安全卫生研究所,或一个州或它的行政分支机构的局面报告的基础上,或由部长整理加工或其他为他所准备的材料基础上。

要求咨询:部长可要求根据本法令第七节任命的咨询委员会提出建议,部长可以将他自己或卫生、教育、福利部长的建议连同由部长或卫生、教育、福利部长或其他方面准备的恰当而又真实的情报资料,包括研究结果、论证和实验提供给咨询委员会。咨询委员会应在被任命后 90 天内,向部长就所要颁布的法则提出他们的建议,或在部长规定的或长或短的期限内提出,但最长不得超过 270 天。

公布草案:部长应在联邦注册本上公布关于颁布、修改或废除职业安全卫生标准的法则草案,有关人员在公布后 30 天的限期内提出书面意见、论据或评论,部长决定要发布某一法则,则应在咨询委员会提出建议后 60 天内公布法则草案。

听证：任何有关人员可以书面说明理由，向部长对法则草案提出异议，并要求就此异议举行公开听证会，在异议提出后30天内，部长应在联邦注册本上刊登通知，说明有人对职业安全或卫生标准法则持有异议和为此而举行的公开听证会的时间和地点。

作出决定：部长须在“公布草案”所规定的提出书面意见或评论期限告终后60天内，或公开听证会举行完毕后60天内，发布关于职业安全或卫生标准的颁布、修改或废除法则，或决定不发布该法则。该法则可以附有一项延期生效的附款（不得超过90天），延期的长短由部长根据需要来做决定。这是为了保证所有受影响的雇主和雇员都能知道有这样的标准存在和它的具体条款，为了让受影响的雇主有机会使他们自己和雇员都能熟悉标准所提出的各种要求。

当前OSHA的标准制定程序依据OSH法案的要求做了部分调整，主要包括以下几个步骤。

第一步：作出制定标准的决定，开展初步的规则制定活动。

这一步骤需要12～36个月，具体包括：①通过内部调查确定卫生或安全危害；②开展研究，收集数据，确定问题的范围，确定以及获取健康影响分析、风险评估、技术可行性分析和经济分析所需的信息；③与内部和外部利益相关者举行会议；④确定监管和非监管方式；⑤准备时间表、确定所需资源，包括所需的咨询委员会；⑥准备决议书，以获得行政批准；⑦列举监管活动在统一的时间表和监管计划；⑧建立公共规则制定记录表；⑨如需要，建立并公布信息要求或者建议规则制定的进一步说明。

第二步：开发建议的规则。

这一步骤需要12～36个月，具体包括：①制定健康效应分析；②进行前期风险分析；③制定前期技术可行性分析；④制定前期经济和监管灵活性分析；⑤起草计划的监管文本和前言；⑥开始联邦和无资助强制性分析，初步确定对州、地方和部落政府的影响；⑦准备初步信息收集分析；⑧继续与利益相关者讨论；⑨咨询ACCSH（建筑业安全卫生咨询委员会），如果规则影响到建筑业；⑩咨询水产职业安全与卫生咨询委员会，如果规则影响到水产业；⑪根据小企业监管执法公平法进行复审程序；⑫开展健康效应分析、初步风险评估和初步经济分析的同行评议；⑬获取所有的OSHA和劳工部许可；⑭提交到管理与预算办公室进行复审和获取许可。

第三步:公布建议的规则。

这一步骤需要 2 ～ 3 个月,具体包括:①获取公布许可;②计划公共听证;③提交到联邦公报进行公布;④向 OMB 提交初步信息收集要求;⑤向 SBA(小企业管理局)传送建议规则。

第四步:开发和分析规则制定记录。

这一步骤需要 6 ～ 24 个月,主要包括:①接受公共评价;准备召开公共听证;关闭公共记录;②审核和分析所有的书面评论、证据和陈词;③准备记录摘要和分析。

第五步:开发最终规则。

这一步骤需要 18 ～ 36 个月,具体包括:①更新和定稿健康效应分析;②更新和定稿风险评估;③更新和定稿技术可行性分析;④更新和定稿经济和监管灵活性分析;⑤起草最终的监管文本(标准)和序言;⑥完成联邦和无资助强制性分析,最终确定对州、地方和部落政府的影响;⑦获取所有的 OSHA 和劳工部许可;⑧提交高 OMB 进行复审和获取许可;⑨准备最终的信息收集分析;⑩准备公布材料。

第六步:公布最终规则。

这一步骤需要 2 ～ 3 个月,具体包括:①获得批准发布;②提交到联邦公报进行发布;③向 OMB 提交信息收集要求;④向 SBA 提交最终规则;⑤向国会和政府问责办公室提交最终规则。

第七步:颁布后活动。

这一步骤需要 4 ～ 12 个月,具体包括两步:①开发和公布小企业合规指南和其他扩展和培训材料、合规指导和条文解释;②回应法律裁决。

(二) 执法工作

监督优先级:在执法方面,由于各州也设立有职业安全卫生局,联邦职业安全卫生局主要负责对重点企业进行检查监督。同时对没有设立职业安全卫生局的州进行监督。OSHA 无法每年都对 700 万个所覆盖的工作场所进行监察,因此 OSHA 将监察资源按照危险程度以下优先级进行配置:

1. 立即危险场所　有可能导致死亡或严重身体伤害的危害因素。合规官会要求雇主立即纠正这些危害因素,或者转移受到威胁的员工。

2. 严重伤害和疾病　雇主必须在 8 小时内报告所有的工作相关死亡;在

24小时内报告所有工作相关的住院治疗、截肢或者致盲。

3. 工人投诉 对危害和违反规定的投诉也有很高的优先级。员工可以要求匿名，在他们填写投诉的时候。

4. 转报 从其他联邦、州或者地方机构、个人、组织或媒体转报的危害也在监察考虑之内。

5. 目标监察 目标在于特定的高危行业或者曾经有过高伤害和患病率的特定工作场所也有优先级。

6. 随访监察 对确定之前监察中的违规传票是否得到纠正的监察也由OSHA进行。

电话-传真调查：OSHA会依据严重程度对投诉的优先级进行排序。对于低优先级的危险因素，在征得投诉者的允许下，OSHA可以进行电话/传真调查。OSHA会电话雇主说明安全和卫生顾虑，并随后发一份传真提供所投诉的安全和卫生危险的细节。雇主必须在5个工作日内给予书面回复，确定发现的所有问题，并注明已经进行或计划开展的改进措施。如果给予的回应适当，得到投诉者的满意，OSHA通常不会进行现场监察。

现场检查：一是准备，在开展现场检查之前，OSHA的合规官会利用多种数据源来研究目标工作地点的监察历史，查看现场的操作和工序，以及最可能应用的标准。合规官会准备适当的个人防护装备，并对需要用来测量可能危害因素的仪器进行测试；二是出示证件，现场检查由合规官出示证件开始，证件上包括合规官的照片和号码；三是开始会议，合规官会解释为什么OSHA选择这个工作场所进行监察，并会描述监察的范围，流程，员工代表和员工访谈。雇主会选择一个代表在监察过程中陪同合规官。如果有得到授权的员工代表，也可以全程陪同。在任何情况下，监察过程中合规官都会与一定数量的员工进行私下咨询；四是巡视，在公开会议结束后，合规官和代表会走遍工作场所的监察点，查看可能导致员工受伤和疾病的危害因素。合规官也会查看工作现场的伤害和疾病记录，以及现场贴出的OSHA官方宣传画。在巡视期间，合规官可以指出一些可以被立即纠正的明显违规的地方。尽管依据法律要求这些危险因素仍将被罚款，但是这种纠正站在辅助的角度仍然是好心的。在监察过程中合规官会尽量减少对工作的打扰，而且会对看到的任何商业机密保密；五是结束会议，在巡视结束后，合规官会与雇主和雇员代表开一个结束会议，来商讨他的发现。合规官会讨论监察结束后可以采取的措施,包括与 OSHA 进行一个信息召回、传票以及建议的罚款。合规官也会讨论咨询服务和员工的权利。

结果:在监察官发现违反 OSHA 标准或者严重危害因素时,OSHA 可以发出传票和罚款。OSHA 必须在违规发生 6 个月内发出传票和建议的罚款。传票会说明所违反的 OSHA 要求,列出所有建议的罚款,并给出纠正危害因素的最后期限。违规被分为故意、严重、非严重、微小、无法纠正以及重复等几类。在确定罚款额的时候,OSHA 有一项对小雇主和有诚意的雇主的减少罚款政策。对于严重违规,OSHA 也可以根据违规的程度减少罚款。而没有诚意的改善措施将被视为故意违规。

申诉:当 OSHA 向雇主开出传票时,同样给雇主提供一个机会召开一个信息会,与 OSHA 地区办公室主任一起来讨论传票、罚款、改正日期或者任何与监察有关的其他信息。OSHA 和雇主可以讨论出一个协议来解决问题、消除危害。OSHA 的主要目标是纠正危害因素、确保合规,而不是开传票或收罚款。

或者,雇主在收到传票和罚款后 15 个工作日后,可以以向区域办公室主任送达书面说明的形式,提出正式的抗诉。OSHA 会将抗诉递交至复审委员会进行独立复审。否则,没有被抗诉的传票、罚款和纠正期限,会被视为复审委员会的最终决定。

2015 年 OSHA 共开展监察 35820 次,其中计划监察 16527 次,非程序性监察 19293 次。在非程序性监察中,严重危害监察 912 次,因申诉监察 9037 次,转报监察 4705 次,其他非程序性监察 4639 次(表 3-3)。

表 3-3　美国 2010—2015 财年 OSHA 监察情况统计

OSHA 监察统计	2010 年	2011 年	2012 年	2013 年	2014 年	2015 年
总数	40993	40614	40961	39228	36174	35820
例行监察	24773	23329	23078	22170	19195	16527
非例行监察	16220	17285	17883	17058	16979	19293
致死性 / 灾难性监察	830	851	900	826	853	912
申诉	8027	8765	9573	9505	9568	9037

续表

OSHA 监察统计	2010 年	2011 年	2012 年	2013 年	2014 年	2015 年
转报监察	4634	4776	4864	4024	3840	4705
其他非例行监察	2729	2893	2546	2703	2718	4639

2015 年共发现违规 65044 例,其中严重违规 47934 例,故意违规 527 例,重复违规 3088 例,其他违规 13016 例(表 3-4)。

表 3-4　美国 2010—2015 财年 OSHA 违规统计

OSHA 违规统计	2010 年	2011 年	2012 年	2013 年	2014 年	2015 年
总数	96742	85514	78723	78186	67941	65044
总严重违规	74885	62115	57112	58316	49616	47934
总故意违规	1519	594	423	319	439	527
总反复违规	2758	3229	3034	3139	2966	3088
其他违规	17244	19306	18054	16290	14503	13016

四、救济性措施

(一) 保险与赔偿

与职业安全卫生管理的其他方面不同,工伤保险在美国没有联邦层面的法律进行规定。但各州都通过了各自的工伤保险法,而且 48 个州的工伤保险都是强制性的,只有新泽西州和得克萨斯州的工伤保险是自愿的。

在工伤保险出现以前,工伤主要通过普通法管辖。在普通法中,雇主有三种抗辩可以逃脱责任:参与疏忽(contributory negligence)、同事责任(fellow servant rule)、风险假定(assumption of risk)。雇主有证据表明工伤是由于雇员本人、同事误操作造成,或可证明雇员在接受工作时已经充分了解并愿意接受风险,就可以免除赔偿责任。普通法管辖下的工伤诉讼导致大量的雇员得不到赔偿,同时可以得到赔偿的诉讼赔偿额高昂,往往使雇主面临破产压力。于是建立一种保险制度的需求应运而生。工伤保险制度是一种无过错责任的保险制度,在这种制度下,雇主对雇员工伤承担无过错赔偿责任,而雇员放弃追究雇主民事侵权责任的权利。

目前美国的工伤保险有以下几种类型，一是私营保险，这是占比最大的工伤保险类型，约占总赔偿额的一半。二是州工伤保险，2012 年，美国的 23 个州都设立州工伤保险。其中 18 个州采用竞争性运营的方式。三是自保险，对于一些大企业，如果雇主有能力对雇员进行赔偿，可以采取自保险的形式。自保险也是占比较大的保险类型，约占 25%。四是联邦项目，针对联邦雇员和特定高风险人群设立专门的联邦赔偿项目。

工伤保险的费率分为三个层次：手册费率、经验费率和打折费率。手册费率根据工作类型确定。根据国家赔偿保险委员会制定的分类体系，保险公司确定不同类型工作的费率。经验费率是根据企业过去三年时间的工伤事故历史确定的。在根据手册费率和经验费率的基础上计算出相应费率后，再使用接待手段做进一步调整，也就是在测算出的费率上打折。而打折的判断标准在各个州的规定有所不同，主要目的是刺激雇主采取职业安全卫生措施，例如宾夕法尼亚州规定，如果雇主实施合格的工作场所安全计划，则给予 5% 的打折。

工伤保险的赔偿包括四个方面：一是医疗费用，包括工伤发生开始所产生的所有医疗费用。二是薪资赔偿，薪资赔偿有 3 ～ 7 天的等待期。超过等待期后可以获得约为雇员工伤前薪资的 50% ～ 75% 的赔偿，这部分收入属于免税收入。三是肢体伤残赔偿。四是抚恤金，因工伤死亡的雇员亲属可以获得抚恤金。

（二）信息报告

如前所述，雇主有义务进行职业伤害与疾病的报告。OSHA 主要要求雇主进行两种报告：任何员工因工作相关事故死亡的，要在 8 小时内报告；任何工作相关的住院、截肢和失去一只眼睛，都要在 24 小时内报告。除此之外雇主还要报告所有在工作场所发生的致命心脏病发作。而在公共街道上乘坐汽车或者商业航班、火车、地铁或公共汽车上发生的死亡不需要报告。报告可以通过两种方式，打电话或者直接向最近的 OSHA 区域办公室进行当面报告。

除了报告，雇主还有义务保留相关记录。在预防伤害和疾病方面，追踪和调查工作场所伤害和疾病扮演着重要的作用。因此，OSHA 要求一部分在高危行业的雇主准备和保存严重工作相关伤害和疾病的记录。

具体来说，雇佣超过 10 名雇员而且所在行业不属于部分豁免行业的雇主必须采用 OSHA300、300A、301 表格记录严重工作相关伤害和疾病。这些表格可以从 OSHA 网站上获取。部分豁免行业包括特定的低危零售业、服务业、金融业、保险业或者房地产业，相关列表可以在网站上获得。被要求保留 300 表格的雇主，必须同时在每年的 2 月 1 日到 4 月 30 日在工作场所张贴 300A 表格。300 表格是伤害和疾病日志，300A 表格是工作相关伤害和疾病摘要。

对于雇主和雇员来说，需要精确、及时的信息以聚焦他们的预防措施。而 OSHA 则用这些信息来服务于多种目的，包括确定监察目标、衡量绩效、开发标准以及确定资源配置。伤害和疾病数据同时在确定工作场所可能存在的职业危害方面帮助雇主和雇员。OSHA 鼓励雇主回顾和调查伤害和疾病发生的模式，开展伤害和近乎失误的调查，以在未来预防相似的事件。

OSHA 负责管理依据 OSH 法案建立的记录保存系统的运行。OSHA 的记录保存规定，提供了特定的记录和报告要求，组成了全国职业安全卫生记录保存系统的框架。

五、科研、教育、培训

除了制定标准、开展执法，OSHA 还开展其他类型的活动来帮助雇主完成 OSH 法案要求他们完成的义务。

（一）帮助项目

帮助开展安全卫生项目：开展综合性的安全卫生项目是保证工作场所安全卫生的关键之一。安全和卫生项目是可以显著降低伤害和疾病数量和严重程度的综合系统，同时还可以节省雇主的开支。在美国有数千家雇主都开展了这些项目，OSHA 认为所有的雇主都应当开展此类项目。34 个州都有规定性或指导性的安全卫生项目指南。大部分成功的安全卫生项目都是基于一些常见的关键因素，包括管理层的领导、普通员工的参与、确定危害、预防和控制危害、教育和培训、评估与改进。

合规帮助专家：在全国的大多数 OSHA 办公室都有合规帮助专家。合规帮助专家可以向雇主和雇员提供 OSHA 标准、针对特定危害的短期培训、OSHA 权利与义务，以及附加合规协助资源等信息。

小企业免费现场安全卫生咨询服务：OSHA 的现场咨询项目向全国所有州的小企业和中等规模的企业提供免费和保密的建议，优先领域是那些高危的工作场所。每年为了响应那些想要开展或改进他们的安全卫生项目的小企业的需求,OSHA 的现场咨询项目对小企业工作场所进行超过 29000 次访问,帮助超过 150 万工人。

现场咨询服务与执法活动是独立的,不会导致罚款或传票。来自州政府或大学的咨询顾问与雇主一起开展工作,确定工作场所危害、提供合规建议、帮助建立安全卫生管理项目。

基于咨询项目,部分示范性雇主还可以申请参与 OSHA 的安全卫生成就认证项目。参与的条件包括但不限于接受完整、综合性咨询访视、纠正了所有发现的危害、开发了一套有效的安全卫生管理项目。在项目认证有效期内,获得认证的企业可以免于程序性监察。

(二) 合作项目

合作项目提供与雇主、雇员团体和组织的合作。

战略伙伴和联盟。OSHA 战略伙伴提供机会,与雇主、雇员、专家和贸易协会、公会,以及其他利益相关者一起合作。OSHA 伙伴通过签署特定的协议,鼓励、帮助、认证合作伙伴在消除严重危害和实现工作场所安全卫生实践模范方面的努力。通过联盟项目,OSHA 与致力于工人安全卫生的团体一起,通过开发与雇主和雇员一起分享的合规帮助工具与资源、对雇主和雇员开展权利与义务教育,预防工作场所死亡、伤害和疾病。

自愿保护项目。志愿保护项目对参与项目的那些实施了有效的安全卫生管理项目、对伤害和疾病发生率低于所在行业全国平均水平的持私营部门和联邦部门的雇主和雇员进行认证。在 VPP 项目中通过聚焦于“危害预防和控制、工作场所分析、培训和管理层承诺以及员工参与”的系统,管理层、员工和 OSHA 开展合作预防死亡、伤害和疾病。

(三) 职业安全与卫生培训

OSHA 培训部,与位于 42 个地区的 29 个 OSHA 培训部认证教育中心一起,每年向数千名学员提供 OSHA 标准、职业安全卫生专题课程。

(四) 提供 OSHA 教育材料

此外,OSHA 还有多语言的在线和打印版教育材料。包括①传单;②事实列表;③指导材料,提供关于特定安全卫生问题的详细考察;④在线安全卫生专题页面;⑤海报;⑥压膜的快速记忆小卡片,提供简单的安全卫生信息;⑦快速浏览:OSHA 的免费;⑧每月两次的在线新闻,包括 OSHA 项目、产品的最新信息。

第二节 欧盟

一、法律法规

（一）基本法

《欧盟运作条约》及前期的相关条约（如《欧洲经济共同体条约》等）是欧盟职业安全健康立法的基础。这些条约对改善作业环境和保障员工安全健康作出了规定，并赋予欧洲议会、欧盟理事会和欧盟委员会在制定职业安全健康指令等方面的权利。

（二）欧盟指令（European Directives）

欧盟职业安全卫生法律法规标准依据其效力及发布部门分为欧盟指令、欧盟标准或协调标准、欧盟指南三类。

欧盟运作条约第 153 条赋予欧盟有权通过职业安全健康领域的指令。指令是欧盟为协调各成员国现行法律不一致而制定的法律要求，具有法律约束力，成员国有义务将其转换为国内法律（表 3-5）。

1989 年 6 月 12 日，欧共体理事会根据欧盟委员会的建议和经济社会委员会的意见，经咨询职业安全、卫生和健康保护咨询委员会，与欧洲议会共同制定发布了指令 89/391/EEC《采取鼓励改善职业安全卫生措施》，是适用范围广泛的职业卫生框架指令（OSH Framework Directive），设定了最低要求和基本原则，目的是保证整个欧洲所有工人的安全健康水平同等（不包括国家公务人员和某些公共和军事机构）。

该指令强调为落实新的预防措施，安全卫生责任制管理方式作为综合管理流程的一部分是非常必要的，要求雇主采取适当的预防措施，使工作更安全和更健康。该指令引入了预防和风险评估的原则，确立了雇主和雇员的责任，制定了风险评估的主要因素（如危害识别、源头风险、文件化和工作场所危害定期再评估等）。该框架指令已经在 1992 年底转化为成员国法律，虽然它在法律层级上比欧盟条约低，但它为欧盟其他职业安全健康指令的制定明确了框架和范围，在改善职业安全健康方面具有实质性里程碑的意义。

表 3-5 欧盟指令

类型	条例			指令			指南
职业安全卫生框架指令					指令 89/391/EEC	采取鼓励改善职业安全卫生措施	《工作中的健康和安全是每个人的业务 - 对雇主的实际指导》; 《工作风险评估指南(指令 89/391/EEC)》
工作场所、设备、标志、个人防护设备				职业安全卫生指令(5 项)	指令 89/654/EEC	工作场所安全与健康要求	《指令 2014/34/EU 的指南》; 《人体工程学基本健康和安全要求的应用指南》; 《机械应用指南(2006/42/EC)》; 《便携式计算和通信设备的日益使用及其对欧盟工人健康的影响》; 《远程工作协议》; 《更好落实指令 2001/45/EC(高空作业)的无约束指南》;
					指令 89/656/EEC	个人防护设备的使用	
					指令 92/58/EEC	卫生安全指示标识	
					指令 99/92/EC	爆炸性气体风险	
					指令 2009/104/EC	工作设备的使用	
	相关条例(3 项)	法规(EU) 305/2011	建筑产品	职业安全卫生相关指令(12 项)	指令 75/324/EEC	喷雾器	

续表

类型	条例			指令			指南
工作场所、设备、标志、个人防护设备	相关条例（3 项）	法规 2016/426	燃气器具	职业安全卫生相关指令（12 项）	指令 85/374/EEC	缺陷产品	《更好落实指令 1999/92/EC“ATEX”（爆炸性环境）的无约束力指南》
		法规 2016/425	个人防护设备		指令 89/686/EEC	个人防护设备	
					指令 2001/95/EC	产品安全	
					指令 2006/42/EC	新机械指令	
					指令 2009/105/EC	简单压力容器	
					指令 2009/142/EC	燃烧气体燃料的器具	
					指令 2010/35/EU	便携式压力容器	
					指令 2014/29/EU	简单压力容器	
					指令 2014/68/EU	压力设备	
					指令 2014/33/EU	升降机及升降机安全组件	
					指令 2014/34/EU	潜在爆炸环境的设备和保护系统	
化学因素接触				职业安全卫生指令（8 项）	指令 91/322/EEC	职业解除限值	《用人单位控制化学品风险的指南 - 化学品制剂指令和工作场所接触的界面》;
					指令 98/24/EC	工作场所化学因素	
					指令 2004/37/EC	致癌物或诱变剂	

续表

类型	条例			指令			指南
化学因素接触					指令 2009/148/EC	工作中石棉接触	《保护工人健康和安全免受工作中纳米材料潜在风险的指南》； 《石棉清除或维护工作人员的信息和培训实用指南》； 《通过替代降低化学品对工人健康和安全的风险》； 《关于 REACH 的指南》； 《关于 CLP 的指南》； 《预防或减少石棉风险的最佳实践指南》； 《关于保护工人健康和安全免受工作中化学制剂相关风险的非约束性实用指南》；
					指令 2017/164/EU（33 种物质）指令 2009/161/EU（19 种物质） 指令 2006/15/EC（33 种物质） 指令 2000/39/EC（61 种物质）	指示性职业接触限值	
	相关条例（3 项）	法规 1907/2006	化学品注册、评估、授权和限制	职业安全卫生相关指令（2 项）	指令 95/50/EC	危险货物的道路运输检查	
		法规 1272/2008	物质和混合物分类、标签和包装		指令 2008/68/EC	危险物品的内陆运输	
		法规 1107/2009	植物保护产品				

续表

类型	条例			指令			指南
化学因素接触							《通过良好处理和使用结晶二氧化硅及其产品来保护工人健康的协议》; 《委员会与欧洲议会、理事会和欧洲经济及社会委员会的沟通 - 纳米材料的监管方面[SEC(2008)2036]》; 《委员会工作人员与纳米材料监管委员会沟通的工作文件》
物理因素接触				职业安全卫生指令(5 项)	指令 2002/44/EC	振动	《关于落实(2013/35/EU)的非约束性最佳实践指南》; 《关于落实(2006/25/EC)的非约束性最佳实践指南》; 《飞机机组人员辐射防护措施评估》; 《个人外部辐射防护监测技术建议》;
					指令 2003/10/EC	噪声	
					指令 2006/25/EC	人造光学辐射	
					指令 2013/35/EU	电磁场	
					指令 2013/59/Euratom	电离辐射防护	
				职业安全卫生相关指令(3 项)	指令 2000/14/EC	噪声(户外使用设备)	

续表

类型	条例	指令			指南
物理因素接触			指令 2003/122/Euratom	放射源	《关于落实（2003/10/EC）的非约束性最佳实践指南》； 《关于落实（2002/44/EC）的非约束性最佳实践指南》； 《理事会关于限制公众暴露于电磁场（0Hz 至 300GHz）的建议 1999/519/EC》
			指令 2009/71/Euratom	核安全	
生物因素接触			指令 2000/54/EC	工作场所生物制剂	《欧洲控制和预防旅游相关疾病的指南》
工作负荷、人体工程学和社会心理风险		职业安全卫生指令（2 项）	指令 90/269/EEC	手工操作负荷	《对（89/391/EEC）关于作业心理健康要求的解释》； 《作业压力应对指南》； 《欧洲工作压力自主框架协议实施指南》； 《欧洲关于降低农业骨骼肌肉疾病暴露的协议》；
			指令 90/270/EEC	显示屏设备	
		职业安全卫生相关指令（4 项）	指令 2000/79/EC	工作时间（民用航空）	
			指令 2002/15/EC	工作时间（移动道路运输活动）	
			指令 2003/88/EC	工作时间	
			指令 2005/47/EC	跨境铁路服务中的移动工人	

续表

类型	条例	指令			指南
工作负荷、人体工程学和社会心理风险					《关于工作骚扰和暴力的框架协议》； 《关于工作相关压力的框架协议》
行业工作相关规定		职业安全卫生指令（10 项）	指令 91/383/EEC	长期和临时雇佣工作人员安全健康要求	《欧洲小型渔船风险预防指南》； 《一份旨在改进有关保护农业、畜牧业、园艺和林业工人健康和安全的非约束性最佳实践指南》； 《社会合作伙伴关于执行渔业公约工作的协议》； 《欧洲美发行业职业健康安全保护框架协议》；
			指令 92/29/EEC	航海医疗配备要求	
			指令 92/57/EEC	临时或移动建筑工地	
			指令 92/85/EEC	怀孕女工	
			指令 92/104/EEC	矿业 / 采掘行业	
			指令 92/91/EEC	矿业 / 采掘行业 / 钻孔	
			指令 93/103/EC	渔船甲板作业	
			指令 94/33/EC	青年工人	

续表

类型	条例	指令			指南
行业工作相关规定			指令 2010/32/EU	医院和医护行业尖锐物伤害的预防	《卫生保健行业职业安全健康风险—预防和最佳实践指南》; 《对于遵守(92/57/EEC)的非约束性指南》; 《对于遵守(92/85/EEC)的指南》; 《防止医院和卫生保健部门尖锐物伤害的框架协议》; 《理事会2003年2月18日关于改善保护自营职业者工作时的健康和安全的建议》; 《委员会关于欧洲职业病一览表的建议》; 《关于职业病的信息通报:诊断指南》
			指令 2017/159/EU	渔业	
		职业安全卫生相关指令(10项)	指令 96/71/EC	工人的调职问题	
			指令 1999/63/EC	海员的工作时间	
			指令 2000/78/EC	同等待遇	
			指令 2002/14/EC	员工通知和咨询	
			指令 2006/54/EC	就业机会均等	
			指令 2007/59/EC	火车司机认证	
			指令 2008/104/EC	劳务派遣	
			指令 2009/13/EC	“海事劳工公约”达成协议	
			指令 2009/38/EC	欧盟劳资协议会	
			指令和法规	道路交通	

该指令分为4部分(共19节),内容包括:职业风险预防、安全健康保护、风险和事故因素消除、信息咨询、根据国家法律的均衡参与原则以及工人及其代表培训的一般原则,以及执行上述原则的通用指南。

(三)欧盟标准(European Standards)或协调标准(Harmonized Standards)

法律基础是欧共体理事会85/C136/01决议,即《技术协调和标准化新方法决议》(Newapproach of Technical Harmonization and Standard Resolution)。该决议于1985年5月7日通过,之后欧盟相继出台一系列"新方法指令"(The Newapproach Directives),强调:①以欧盟指令为基本要求,确保高水平的安全健康保护、消费者保护、环境保护。②根据欧盟相关产品指令的基本要求,拟定相应的统一标准。③如果产品符合统一标准,满足最基本要求,成员国必须接受产品的自由流动。④这些标准是自愿使用的,但制造商有义务证明其产品满足基本要求。

欧盟的技术法规只规定有关安全、健康、消费者权益以及可持续发展的基本要求,详细的技术规范和定量指标则由相关的"协调标准"规定。协调标准是由欧盟委员会通过"委托书"制度授权欧洲标准组织依据新方法指令的基本要求组织制定的欧洲标准。协调标准可作为符合新方法指令的符合性推断依据,即如果产品满足了有关协调标准,则可推断该产品符合相关指令规定的基本要求。

欧盟职业安全卫生标准按效力分为强制性、推荐性标准。

1. 强制性职业卫生标准 欧盟委员会通过各指令制定保护工人健康和安全的最低要求。欧盟各成员国必须无条件地将欧盟指令转换为国家法规。这些指令是具有约束力的标准,相当于我国的强制性标准,如指示性职业接触限值。

2. 推荐性职业卫生标准 主要是欧洲议会制定的协调标准。协调标准是直接支撑欧盟指令实施的技术规范,对于生产商来说是自愿的,生产商可以不遵守协调标准,而选择其他方法(如符合其他标准)以满足指令的基本要求,但生产商必须证明其产品符合指令的基本要求。但是,对于欧洲标准化组织的成员来说,协调标准是强制性的,即协调标准必须被等同转化为其成员国的国家标准,并撤销有悖于协调标准的国家标准。根据CEN官方网站在对标准检索时的分类,分别按照国际ICS分类号类别及 CEN 职业安全卫生相关部门分类汇总了欧盟职业安全卫生协调标准（表 3-6）。

表 3-6　欧盟职业安全卫生协调标准

分类依据	类别	
根据 ICS 分类	13- 环境、健康保护、安全	13.110- 职业安全与工业安全
根据 CEN 部门分类	CEN/TC70	手动消防设备
	CEN/TC79	呼吸保护装置
	CEN/TC85	眼睛保护装置
	CEN/TC114	机械安全
	CEN/TC122	工效学
	CEN/TC126	建筑及建筑相关的听力保护
	CEN/TC137	工作场所化学和生物因素接触评价
	CEN/TC158	头部保护
	CEN/TC159	听力保护
	CEN/TC160	防止高空坠落，包含安全带防护
	CEN/TC161	足部和腿部保护
	CEN/TC162	防护服包括手臂保护和救生衣
	CEN/TC191	固定灭火装置系统
	CEN/TC192	消防设备
	CEN/TC211	声学
	CEN/TC231	机械振动和冲击
	CEN/TC352	纳米技术

（四）欧盟指南（European Guidelines）

旨在促进欧盟指令的实施，不具有强制约束力。包括欧盟委员会制定的指南、议会提议、通报等。

欧盟职业安全卫生指南的分类与欧盟职业安全卫生指令的分类完全相同，指南具体发布的形式分为不同类型，如实践指南，理事会建议，欧盟委员会通报，欧盟社会伙伴的协议，以及其他类型的实用指南。

二、机构组织

（一）管理机构（表 3-7）

表 3-7　欧盟职业卫生安全管理机构

机构	部门	详情
欧盟理事会（European Parliament）	就业与社会事务委员会（Committee on Employment Social Affairs）	
欧洲议会（Council of the European Union）	就业、社会政策、卫生及人权事务（Employment，Socipolicy，Health and Consumer Affairs，EPSCO）	
欧盟委员会（European Commission）	就业、社会福利和机会平等部（Employment，Social Affairs and Inclusion，DG-EMPL） 欧盟社会基金（European Social Fund）	DG-EMPL 是欧盟层面职业安全健康管理决策的政府部门。 有 5 个方面的主要职责：通过“欧盟就业战略”和欧洲社会基金创造更多的就业机会；协调欧盟成员国之间的劳工流动和跨国社保；通过多方对话和提高最低作业条件标准促进劳工流动；通过社保改革、人口统计和社会发展消除贫困和歧视，促进社会融合；完成欧盟委员会年度工作计划指定的应优先完成的工作任务。 下辖 8 个司，其中劳工司的健康和安全处负责职业安全健康相关工作。另外，DG-EMPL 有 3 个职业安全健康咨询委员会，即工作安全与卫生咨询委员会（ACSH）、欧盟职业暴露限值科学委员会（SCOEL）和高级劳工监察委员会（SLIC），为 DG-EMPL 及欧盟委员会开展职业安全健康相关工作提供信息和科学技术支撑

续表

机构	部门	详情
欧盟经济社会委员会（European Economic and Social Committee）	就业、社会事务、居民事务部（Employment, Social Affairs and Citizenship Section）	
地区委员会（Committee of the Regions）	经济和社会政策委员会（Commission for Economic and Social Policy, ECOS）	
欧盟投资银行（European Investment Bank）	欧盟投资基金（European Investment Fund）	
欧盟局（EU Agencies）	欧盟改善生活和工作条件基金会（European Foundation for the improvement of living and working conditions Eurfound） 欧洲职业卫生安全局（European Agency for Safety and Health at Work, EU-OSHA）	Eurfound 成立于 1975 年，Eurofound 拥有约 100 名员工，专门从事社会经济研究、沟通和公共管理。它由一名董事和一名副董事管理，他们轮流向董事会报告。该委员会由雇主、工人、欧盟政府和欧盟委员会的代表组成。执行局每年至少开会一次，讨论和通过多年度和年度工作方案以及年度预算。理事会也有来自欧洲自由贸易联盟国家的代表作为观察员。执行局每两个月举行一次会议，以促进执行局的工作。Eurofound 还在布鲁塞尔设有联络处，其双重作用是加强 Eurofound 在欧盟一级的研究的可视性和影响力，并监测政策制定方面的进展。 EU-OSHA 独立于欧盟议会、欧盟理事会和欧盟委员会之外的一个“分散化”政府机构，具有独立的法人，是欧盟层面上的职业安全健康服务部门

续表

机构	部门	详情
		根据1994年EC理事会条例(Council Regulation No 2062/94,1996)成立,属于分散机构,总部设在西班牙毕尔巴鄂,工作人员包括职业安全卫生、信息和行政管理专家。实行理事会制,理事会委员由欧盟委员会代表、成员国政府代表、企业代表和员工代表4方组成,其中,欧盟委员会代表由欧盟委员会任命,成员国政府代表、企业代表和员工代表由ACSH的委员或候补委员担任,经欧盟理事会批准任命,委员任职时间为3年。理事会设主席1名,副主席3名,经理事会委员选举产生。同时,为了兼顾政府、企业和员工的三方利益,管理委员会主席和副主席每年由三个主要利益集团的代表轮流担任。理事会的常设机构为理事局,由主席和副主席等11名代表组成,负责理事会日常权力的行使,每年举行两次会议。执行委员会作为一个指导小组,监督工程处的业务业绩,每年开会四次。它由管理委员会的八名成员组成。Christa SEDLATSCHEK为执行董事。另外,还有一个专业的咨询小组,为EU-OSHA相关工作的开展提供战略指导和工作信息反馈,其成员由EU-OSHA及其管理委员会任命,包括工人、雇主团体和政府的个人。 EU-OSHA在成员国设立了国家协调中心,作为欧盟与成员国双边沟通和交流的纽带。协调中心由各国政府提名为欧盟-职业安全与卫生组织在该国的正式代表,通常是负责工作安全与卫生的国家主管当局,并是执行欧盟-职业安全与卫生组织工作方案的主要贡献者。目前,EU-OSHA下设交流和促进部、预防和研究部、资源和服务中心3个部门。 EU-OSHA是欧盟职业安全健康信息机构,主要任务是收集整个欧盟与职业安全卫生有关的信息,为政策制定者制定未来职业安全卫生政策提供证据基础。EU-OSHA定期出版月报、OSH邮报,其中涉及职业安全卫生议题,并提供深度出版物,如具体的职业安全卫生信息报告

续表

机构	部门	详情
		目前的工作任务是推进《2014—2020年欧盟委员会工作安全与健康战略框架》和欧盟相关战略计划(如《欧盟2020战略》)的落实,倡导风险防范文化,改善欧洲的工作条件,在欧盟范围内营造更加安全健康的作业场所,实现政府、企业和员工的三方共赢。 目前,EU-OSHA重点开展的工作有4个方面: (1)Healthy Workplaces Campaigns(作业场所职业安全健康活动):通过职业安全健康信息分享和管理工具使用,帮助企业提高职业安全健康水平。活动中设有"职业安全健康最佳实践奖"和"作业场所健康影像奖",用于鼓励职业安全健康工作完成优异的企业和为普及职业安全健康作出贡献的影片。 (2)网络信息系统,包括在线交互风险评估系统(OiRA)和职业安全健康在线百科全书(OSHwiki)。OiRA是2009年EU-OSHA开发的一款免费帮助小微企业实现职业安全健康风险评估的软件工具,企业通过该软件可以实现风险自评估和改进。OS-Hwiki是由EU-OSHA创建的在线职业安全健康信息查阅、关注和分享平台,有12个大的主题分类,涉及职业安全健康概况、管理与组织、事故预防和控制战略等方面。 (3)科学研究工作,一方面开展企业职业安全健康新型风险调查研究项目(European Survey of Enterprises on New and Emerging Risks,ESENER)。是由EU-OSHA发起的一项针对欧盟作业场所职业安全健康管理实践和风险的长期调查研究项目,即通过对欧盟企业及相关机构的问卷调查,来分析和发现作业场所的职业安全健康风险和管理经验,并着重关注员工心理风险(如压力、欺凌和骚扰)、企业职业安全健康管理驱动和阻碍因素、员工参加职业安全健康实践等。调查的重点是:①工作场所的一般安全和健康风险及其管理方法;②心理社会风险,如压力、欺凌和

续表

机构	部门	详情
		骚扰;③职安健管理的驱动因素及障碍;④工人参与安全和健康实践。第三次 ESENER 将在 2019 年开展,实地调查覆盖了 33 个欧洲国家的 4 万多家企业,涵盖所有规模的企业类别和活动部门。(2009 年开展第一次调查,2014 年开展了第二次调查)。 另外一方面,开展前瞻职业安全健康项目研究,研究影响工作场所和工人安全与健康的趋势和潜在因素。以应对新技术、新设备和新工作方式带来的职业安全健康风险,以及相应的劳动力市场机构的变化对于就业和工作方式的冲击,针对欧盟与国家层面的决策者、社会合作伙伴、研究人员和工作场所中介机构,编写报告、摘要和可视化,为其提供必要的信息。前瞻性项目采用文献综述、专家咨询和情景构建多种方法。 (4)纳波系列影片,以卡通人物纳波为主角制作的一系列有关职业安全健康题材的卡通影视宣传片,通过纳波在工作中经历的职业安全健康事件,向公众展示职业安全健康经验教训和应对措施

(二)欧盟技术支持机构(表 3-8)

表 3-8 技术支持机构

机构	详情
职业安全、卫生及健康保护咨询委员会(Advisory Committee for Safety, Hygiene, and Health Protection Work, ACSH)	于 2003 年由原安全、卫生和健康保护工作咨询委员会(1974 年成立)和矿山安全与健康安全与健康委员会(煤矿和其他采掘业,1956 年成立)合并而成的三方机构,合并的目的是进一步简化和规范职业安全健康领域的咨询过程,并使前委员会决定的职业安全卫生领域的部门合理化。 下设专业的工作组,如矿山开采常设工作组(SWP)、作业场所化学品工作组、欧盟战略框架、国家战略和 ACSH 工作计划工作组等。工作组负责处理与其相关的技术问题,并编写意见草案提交 ACSH

续表

机构	详情
职业安全、卫生及健康保护咨询委员会（Advisory Committee for Safety, Hygiene, and Health Protection Work, ACSH）	主要职责是协助 DG-EMPL 组织、实施和评估职业安全健康相关活动，主要包括：就欧盟委员会在职业安全健康领域开展相关举措提出意见（如起草立法、欧盟战略及政策建议书）；协助 DG-EMPL 明确优先制定的职业安全健康政策并制定相应的计划和战略；协助 DG-EMPL 组织开展欧盟与成员国、成员国之间和利益相关方的职业安全健康建议、意见和经验等交流会
高级劳工监察委员会（Senior Labour Inspectors Committee, SLIC）	1982 年成立的非正式机构，目的是协助欧盟委员会监督成员国在国家层面执行欧盟法律的情况。1995 年，委员会决定（95/319/EC）确立了 SLIC 的正式地位，其可以在委员会的要求下或自行对欧盟或成员国职业安全卫生法律的实施情况进行监督检查。 委员会由欧盟成员国的劳工监察部门代表组成，下设不同领域的法规工作组，如机器设备组、危险物品组和 SLIC 工作审查组等。 主要职责有：确定职业安全健康劳工监察准则，并对成员国落实情况进行评估；增进成员国对不同国家劳工监察法律框架、制度和方法的相互了解和认识；开展成员国劳工监察部门信息交流及在贯彻落实欧盟职业安全健康指令方面的经验交流；推进不同成员国间的劳工监察员交流计划并开展监察员培训计划；建立高效可靠的劳工监察部门之间的职业安全健康信息交换系统；与非欧盟成员国家的劳工监察部门合作，解决跨境劳工问题；研究欧盟其他政策对欧盟劳工职业安全健康监察可能产生的影响
职业接触限值科学委员会（Scientific committee on occupational exposure limits, SCOEL）	于 1995 年成立。根据 2014 年 3 月 3 日欧盟委员会决定 2014/113/EU（代替前 95/319/EC 委员会决定），SCOEL 组建更加专业的专家团队，应用最新科学数据对影响工人健康的化学物质的潜在危害进行评估，提出优先级别化学物质接触限值制定的建议和意见，使委员会利用限值保护工人免受化学危害。 其主要职责有：协助 DG-EMPL 开展相关职业安全健康工作；对危险化学品相关资料进行深入研究分析；确保 DG-EMPL 关于职业安全健康政策、决定和措施的科学合理。同时，SCOEL 还为 DG-EMPL 提供最新的化学品职业暴露数据和暴露极限建议值，进而为欧盟委员会加强作业场所化学品接触限值管理，以及落实 98/24/EC 和 2014/113/EU 提供依据

（三）职业安全卫生标准制定机构

欧盟委员会负责组织制定、发布职业安全卫生指令及协调标准。SCOEL 和欧洲标准化组织分别研制欧盟职业接触限值和协调标准。

欧洲标准（EN）的制定机构——欧洲标准化委员会。

EN由欧盟标准化组织进行管理，由欧洲标准化委员会（European Committee for Standardization，CEN）、欧洲电工标准化委员会（European Committee for Electrotechnical Standardization，CENELEC）、欧洲电信标准学会（European Telecommunications Standards Institute，ETSI）等相关机构发布。

根据欧盟理事会指令83/189/EC，CEN、CENELEC和ETSI是负责欧洲标准制定工作的标准化组织，主要制定符合欧盟指令基本要求的相关技术规范（即“协调标准”）。其中，CEN由欧洲自由贸易协会（European Free Trade Association，EFTA）认可，负责协调各成员国的标准化工作，加强相互合作，制定除电工技术和电信技术以外的所有标准及区域性认证，以促进成员国之间的贸易和技术交流。

CEN/CENELEC发布的文件形式主要有：欧洲标准（EN）、协调文件（HR）、技术规范（TS）、技术报告（TR）、CEN技术协议（CWA）、CEN导则（Guide）以及将来可能会成为技术规范的欧洲暂行标准（ENV）和通常成为技术报告的CEN/CENELEC报告（CR）等。

职业接触限值的制定机构——职业暴露限值科学委员会SCOEL。

1990年，应欧共体委员会的要求，欧盟设立了非正式科学专家组提出职业接触限值建议值。1995年7月12日，根据欧委会决定95/320/EC，设立职业暴露限值科学委员会（The Scientific Committee on Occupational Exposure Limits，SCOEL）科学评估工作场所危险因素和制定统一的职业接触限值，全方位反映履行其使命所需要的科学技术。

委员会最多由21名成员组成，分别从独立的高素质的科学家候选人中推选，研究领域包括化学、毒理学、流行病学、职业医学或工业卫生，任期3年，成员的名字发表在欧盟官方公报上。委员会通常每年举行四次会议，有时会邀请研究特殊专门技术的专家参加。

SCOEL的任务是根据欧盟委员会的授权，应用最新科学数据对影响工人健康的化学物质的潜在危害进行评估，提出优先级别化学物质接触限值制定的建议和意见，为欧盟委员会通过限值保护工人免受化学因素的危害提供基础依据。根据2014年3月3日欧委会决定2014/113/EU，SCOEL以专家组的方式运作。

三、预防性措施

(一) 职业安全健康统计

由欧盟统计局负责,法律基础是《欧盟运行条约》中 153 节对于改善环境和保障员工安全健康的规定,即欧盟可采取相关措施(如信息统计)来更好地促进职业安全健康发展。

2008 年 12 月,欧洲议会和欧盟理事会明确了欧盟职业安全健康领域统计的宗旨,即通过统计数据来增进欧盟成员国对欧盟在公共卫生和职业安全健康开展相关行动进展的了解,同时指出应从 5 个方面来落实条例规定,包括:健康状况与其影响因素统计;卫生保健统计(已于 2015 年颁布了《关于卫生保健支出和财政统计条例》(2015/359);死亡原因统计(已于 2011 年颁布了《关于死亡原因统计条例》(328/2011);生产经营事故统计(已于 2011 年颁布了《关于生产经营事故统计条例》(349/2011);职业病、工作相关疾病和健康等统计。

1. 事故统计和职业病统计 框架指令要求企业负责人对缺勤 3 天以上的事故进行记录、上报和保存事故清单。为了落实框架指令的要求,欧盟于 1990 年启动了"欧盟作业场所事故统计"项目(ESAW),对死亡事故和缺勤 2 天以上的事故进行统计。2001 年,统计局和 DG-EMPL 联合发布了开展 ESAW 的方法。

将统计事故定义为工作中发生人身伤害或精神伤害的意外事件,导致人员死亡事故发生后 1 年内的统计数据)或缺勤 3 天以上,包括:急性中毒;他人故意伤害;工作期间在作业场所外发生的因公事故。统计对象包括企业员工、家庭作坊人员、自雇业者和学生(与生产作业相关的)。统计的指标为事故起数和 10 万名从业人员事故率。

具体统计内容作了明确的规定,主要包括时间、地点、作业环境、企业基本信息、员工基本信息和作业情况等。同时,考虑到欧盟成员国国家层面统计数据的采集、归类和对比,以国际劳工组织(ILO)的《国际就业状况分类》(ICSE-93)为基础,ESAW 对具体的统计项目进行编码,企业按编码对事故的每个统计内容进行记录和上报,统计部门按此进行统计归类,大幅度提高了统计的效率。例如,对就业状态的编码分类有 14 类,编码 400 表示家庭作坊人员;对企业规模的编码分类有 7 类,编码 3 表示企业规模为 50 ~ 249 人;对受伤部位的编码分类有 9 类共计 41 个小项,编码 15 表示头部受伤。

欧盟层面的作业场所职业病统计数据一般来自统计局和相关机构组织的调查研究。

2. 工作意外统计(欧洲统计局) 统计数字是在欧洲工作事故统计(ESAW)行政数据收集工作的框架内收集的。旨在探讨一系列有关工作条件和职业健康及安全的问题,包括:工人的工作条件的一般看法状态和趋势在他们国家,满意他们的工作条件,以及特定领域,如工作时间、工作量,自主性和工作与生活的平衡,获得带薪假期,工作之余和灵活性,信息和咨询工作,健康和安全工作,包括与工作有关的健康问题的经验或事故。

(二)风险评估

欧洲有关风险评估的最重要立法是89/391/EEC(框架指令)。这一指示已改为国家立法。然而,会员国有权采用更严格的规定来保护其工人。

欧洲委员会制定了一项重要的指南(Gguidance on Risk Assessment at Work),帮助会员国以及雇主和雇员履行《框架指示89/391》所规定的风险评估职责。

基本步骤包括5步。步骤1:识别危险和那些处于危险中的人群。在工作中寻找那些有可能造成伤害的东西,并确定哪些工人可能会暴露在危险中。步骤2:评估和优先考虑风险。评估现有的风险(可能造成伤害的严重性和可能性),并按重要性排序。步骤3:决定采取预防措施。确定消除或控制风险的适当措施。步骤4:采取行动。通过优先级计划实施预防和保护措施。步骤5:监控和评估。评估应定期进行审查,以确保它是最新的。

欧盟大型企业逐步建立了比较成熟的危险物质风险评估制度,而对于广大中小企业,针对其危险物质风险评估能力较弱的特点,EU-OSHA及各国政府通过开发网络互助平台来对其进行帮助(表3-9)。

表3-9 EU-OSHA及成员国危险物质管理平台表

工具名	范围	详情
E-tool软件“作业场所健康与危险物质管理”	欧盟各成员国	帮助企业管理作业场所危险物质风险的工具,具有交互式、界面友好的特点,并提供消除或降低风险的措施
OiRA平台	欧盟各成员国	由EU-OSHA于2009年开发的一个网络在线平台,基于荷兰的风险评估工具RI&E,于2010年正式使用。帮助行业社会合作伙伴(雇主和雇员组织)和国家当局(部委、劳工监察员、职安健机构等)针对小企业制定行业特定的风险评估工具。包含168个工具,可按照国家、语言、部门进行检索

续表

工具名	范围	详情
健康危险物质控制规程概要（COSHH）和相应软件	英国	简单的风险评估程序，并给出改进措施
GISBAU 和 GISHEM	德国	建筑、化学和金属等行业危险物质信息，通过将数据库编码，实现对特定物质的信息及其应用行业领域的查询
EMKG（简易作业场所危险物质控制方案）	德国	为中小企业管理者提供帮助和措施
Stoffenmanager	荷兰	支持 6 种语言的、不同行业的交互式危险物质暴露定量评估和控制
KemiGuiden	瑞典	以交互问答的方式为中小企业化学危险品风险评估和相关法规
SEIRICH	法国	交互问答方式，结合不同企业的管理经验，提供帮助

四、救济性措施

（一）职业病诊断与鉴定

1. 职业病目录　欧盟职业病目录也称为“欧盟职业病一览表”（European Schedule of Occupational Diseases）1962 年欧盟委员会制定了第一个职业病一览表，1963 年编制了《欧洲职业病表所载疾病的医疗详情》。

其中第一部分列出 5 大类 106 种职业病，其中化学因素所致疾病 54 种、由其他条目为包括的物质或因素引起的皮肤病 9 种、吸入其他条目未包括的物质或因素引起的疾病 19 种、传染病和寄生虫病 6 种、物理因素所致疾病 18 种。附件 2 为疑似职业病目录，包括 5 大类 47 种疾病。

对于第一部分所列职业病，欧委会建议各成员国应尽快将认定赔偿责任和科学的预防措施纳入本国法律法规或管理规定中；发展和完善有效的预防措施，积极调动所有参与者，为欧洲职业安全卫生机构提供信息和最佳实践经验；制定可量化的降低职业病发病率的国家目标；确保所有职业病病例能够被报告并得到统计，包括职业病的病源、致病因素、医学诊断和病人的基本情况等信息；确保在本国的职业病目录中包括有助于职业病诊断的文件并予以广泛宣传，特别是欧盟委员会发布的职业病诊断通告；促进国家卫生保健系统在预防职业病中发挥积极的作用,尤其是提高医务人员的意识以改善职业病诊断。建议成员国按照本国法律或实践确定本国职业病的认定标准;将本国的职业病统计和流行病学数据提交欧盟委员会及其他感兴趣的团体,尤其是通过欧盟职业安全卫生机构建立的信息网络对外发布。

对于第二部分所列的疑似职业病,应当逐步将这类工人的职业病赔偿办法纳入本国法律法规或管理规定中;建立一个能收集疑似职业病及其他职业病的流行病学信息和数据的系统:促进与职业活动相关疾病,特别是疑似职业病和工作相关心理障碍疾病的研究。

2. 欧盟职业病诊断指南 1994年由欧盟专家组成的工作组更新出版了《职业病诊断信息公告》。10年后,1994版文件被委托修订。现行的职业病诊断标准是欧盟委员会就业、社会福利和机会平等部秘书处于2009年组织专家工作组,对欧洲职业病一览表重新进行评估,再征求意见、论证、统一意见修订而成。新版职业病诊断标准的内容包括:适用于所有个体职业病诊断的关键标准、职业病诊断的辅助条件(接触概念)、职业接触限值的应用、生物监测、职业肿瘤和职业性过敏以及文件使用、研究时的注意事项等。

《职业病信息公告:诊断指南》是由欧盟委员会就业、社会福利和机会平等部组织专家工作组修订并于2009年发布的欧盟职业病诊断标准。

指南针对欧洲职业病目录所列的每种职业病制定了相应的诊断标准,但不包括建议书附件2所列的疑似职业疾病。指南由目录、信息公告、索引及委员会建议书附件1欧洲职业病目录组成。指南在前言中明确了职业病诊断的通用规则,即职业病诊断应当依据适用于所有个体职业病诊断的关键标准,同时考虑接触概念并作为职业病诊断的辅助条件。此外,指南还对职业接触限值、生物监测在职业病诊断中的应用、职业肿瘤和职业性过敏反应等特殊职业病作了详尽的阐述。

职业病诊断通用要求包括关键标准和辅助条件两部分,关键标准包括:①临床表现必须与接触特定因素所导致的已知健康效应一致:在某些病例,通过适当的诊断性检验可支持症状与体征是否与已知的健康效应一致。②必须显示足够的职业接触:接触的证据可以通过职业史、工作场所职业卫生检测结果、生物监测结果以及/或过度接触事故的记录等获得。③接触和效应之间的时间间隔必须符合疾病的自然病程及进展:接触必须发生在健康效应出现之前。但是,在某些情况,如职业性哮喘,儿童哮喘的既往病史或者在职业接触之前的发生哮喘持续发作,并不自动排除工作场所因素引起继发性哮喘发作的可能性。④必须考虑鉴别诊断。很多非职业性疾病的临床特征与职业病类似，医生在诊断或排除职业病之前应进行鉴别诊断。

辅助条件包括：①最小接触强度：即引起职业病所要求的最低接触水平。较低水平的接触一般不会引起职业病。该概念尤其适用于有毒物质。对于致癌或致敏因素，通常不能定义最小阈剂量。理论上，直接作用的致癌物在分子水平就能影响细胞的DNA并启动致癌机制。但是，对于某些致癌物，能够识别启动不良健康影响的阈值。致敏物质需要切实地接触才能引起致敏作用。但是，个体一旦致敏，极少量就能诱发变态反应。②最短接触时间：发生疾病所需要的最短接触时间。接触时间短于这个时间，一般不会引起疾病。③最短潜伏期：停止职业接触后到产生疾病的持续时间。超过这个时间，任何疾病都不能归因于接触。④最短诱导期：从开始接触到出现疾病的最短时间。短于这个时间，因为接触引起的疾病的可能性不大。如，首次接触石棉后一年内发生的肺癌不能归因于接触。

3. 职业病鉴定程序 以丹麦为例，丹麦的国家工伤委员会（The National Board of Industrial Injuries，Arbejdsskadestyrelsen）是劳工部（The Ministry of Social Affairs and Employment）下属的一个机构，直接负责工伤事故与职业病的判定，每年处理约6万起工伤与职业病案例，约有五分之一获得赔偿。丹麦对工伤事故与职业病有时间上的界定，即5天之内短期接触引起的伤害属于事故，5天以上接触引起的伤害列入职业病的判定程序。职业病申请者必须提供工作场所、医生和其他有关部门的信息，经初审通过后才能立案。判定依据是该委员会公布的职业病名单，判定方法必须首先符合以下一般条件：①有害物质的接触时间和程度应足以确立接触与疾病的因果关系；②病理学特征应符合接触与疾病的因果关系；③没有足够的理由证明疾病是由非职业因素引起的。

然后应考虑是否符合名单中或指导文件中规定的特殊条件。如职业性接触性湿疹指导，其中包括诊断依据（diagnosis criteria）。对复杂的案例必须提交职业病委员会（Occupational Diseases Committee）讨论。

（二）工伤保险制度

所有欧盟成员国都设立了一种社会机构帮助雇员抵御工伤事故和职业病风险，一般都是法定的事故保险，这类机构承担一般事故和职业病等风险事故的成本。德国、法国、意大利和瑞士等国为抵御工伤风险而设立保险机构已有很悠久的历史，法国、西班牙、德国、意大利、瑞士主要由官方或半官方机构来管理，在希腊、爱尔兰、荷兰等几个国家由医疗保险机构代管，而在丹麦、葡萄牙实行私人事故保险。

五、科研、教育、培训

（一）教育培训

欧洲劳动监察人员需要接受过良好的专业教育和具有丰富的实践经验。专业通常包括工程学、社会学、医学、法学和其他专业。对劳动监察人员的招聘有成熟的标准。在成为劳动监察人员前，一般要求有 15 ～ 30 年的工作经验（从来不在毕业生中直接招聘劳动监察人员），并要接受 5 周的培训，主要围绕团队合作和监察业务进行培训；成为劳动监察人员后，对其业务培训也有明确的规定。

（二）科研项目

国家研究机构，如芬兰的 FIOH、法国的 INRS、英国的 HSE、德国的 BAuA、意大利的 ISPESL［现在与意大利工人赔偿管理局（IWCA）INAIL 合并］，在促进研究议程的协调、培养大量 OHS 研究人员和促进国家一级预防措施和政策的发展方面产生了积极的影响。

欧洲职业安全与健康研究合作组织（The Partnership for European Researchon Occupational Safety and Health，PEROSH）是一个包括 13 个欧洲国家研究机构的研究网络，旨在改善工作的质量和工作生活通过联合研究合作，共享知识和资源，与欧盟积极对话。

（三）活动

欧洲工作安全与健康周（European week for Safety and Health at Work）于每年 10 月举行。由欧洲职业安全与健康管理局（EU-OSHA）及其合作伙伴主办，每个欧洲工作安全与健康周都有一个核心活动主题，旨在提高人们对积极参与的工作场所安全和健康管理重要性的认识。

第三节　英国

一、法律法规

（一）主要法律

主要立法是 1974 年《健康与工作安全法》（Health and Safety at Work Act，

HSWA)。这项法案至今仍在使用,而且它具有最高的权威。目前,在 HSWA 框架下,英国共有 200 项职业健康安全法律法规、55 项标准法规、500 项指导方针。英国健康与安全执行局(HSE)网站提供 HSE/LAs(地方当局)拥有和执行的立法清单,包括修订法规(适用于最新立法)和与特定行业相关的立法。《健康与工作安全法》的主要特点:①设立 HSC 和 HSE;②立法目的:从关注劳动生产效率→关注劳工职业健康,保护工商业主利益,保障工作人员的福利;③明确规定了雇主在保护雇员卫生安全工作过程中的责任,明确了雇主、雇员和工会等其他相关方的权利和义务。

政府的职权包括:由国务大臣任命职业安全卫生委员会及其执行局,负责帮助该法所涉及的人达到该法规定的目的,安排相关研究、培训和提供资料;协调政府各部门、雇主和雇员,以及代表雇主和雇员的组织;提供信息和咨询服务;拟定条例提交立法机关,实施国务大臣下达的指示(表 3-10)。

表 3-10 《健康与工作安全法》具体内容

法规		年份	主要内容
Explosives Act 1875 (c. 17)	《爆炸品法》	1875	火药、硝化甘油等爆炸性物品的制造、保管、销售、携带、进口
Employment of Women, Young Persons, and Children Act 1920(c. 65)	《妇女、青年和儿童就业法》	1920	执行有关雇用妇女、青年和儿童的某些公约的行为,并修改有关在工厂和车间雇用妇女和青年的法律
Mines and Quarries Act 1954(c. 70)	《矿山和采石场法》	1954	为管理和控制矿山和采石场以及保障在那里工作的人的安全、健康和福利作出新的规定;规范妇女、青年就业;要求对废弃和废弃的矿山和采石场筑起围栏
Agriculture(Safety, Health and Welfare Provisions)Act 1956 (c. 49)	《农业(安全、健康和福利规定)法》	1956	旨在保障从事农业和某些其他职业的人的安全、健康和福利,以及避免因使用与农业有关的车辆、机械或器具而对儿童造成事故的法令
Factories Act 1961 (c. 34)	《工厂法》	1961	巩固 1937—1959 年的《工厂法》及若干其他有关雇用人员的安全、健康及福利的法令

续表

法规		年份	主要内容
Pipe-lines Act 1962 (c. 58)	《管道法》	1962	兴建及保障水管线路的安全运作,并就有关事宜作出规定;并规定某些管道应为英格兰和威尔士有关评级的法规所规定的设备或机器
Offices, Shops and Railway Premises Act 1963 (c. 41)	《办公室、商店和铁路处所法》	1963	为保障在办公室或车间工作的雇员的健康、安全和福利作出新的规定,并为保障在某些铁路处所工作的雇员的健康、安全和福利作出新的规定;修改1961年《工厂法》的某些规定
Mines and Quarries (Tips) Act 1969 (c. 10)	《矿山和采石场(技巧)法》	1969	为与矿山和采石场有关的提示作出进一步规定的法案;防止弃置贴士对市民构成危险
Mineral Workings Offshore Installations Act 1971 (c. 61)	《海上采矿设施法》	1971	为在国境内或周围水域进行水下开采和勘探矿产资源的设施上的人员的安全、健康和福利,以及一般为这些设施的安全和防止其上或附近发生事故而制定的一项法令
Employment Medical Advisory Service Act 1972 (c. 28)	《雇佣医疗咨询服务法》	1972	规定由国务秘书设立就业医疗咨询服务机构,修订《1961年工厂法》中有关医疗安排和有关事项,以及有关妨碍检查人员的事项
Health and Safety at Work etc Act 1974 (c. 37)	《职业安全与卫生法》	1974	为保障工作人员的健康、安全和福利作出进一步规定的法案,保护他人免受与工作人员活动有关的健康或安全风险,管制危险物质的保管和使用,防止非法取得、拥有和使用,以及管制某些排入大气的排放物;为就业医疗咨询服务作出进一步规定;修订有关建筑物规例的法例,以及1959年《建筑物(苏格兰)法》
Environment and Safety Information Act 1988 (c. 30)	《环境与安全信息法》	1988	为已发布的有关健康、安全和环境保护的若干条例设立公众登记

续表

法规		年份	主要内容
Offshore Safety Act 1992(c. 15)	《海上安全法》	1992	扩大《工作场所健康与安全法 1974》的第一部分适用范围的法案。根据该部分增加对某些罪行的刑罚;授予保障石油和石油产品供应安全的权力
Health and Safety (Offences) Act 2008 (c. 20)	《健康及安全(违例)法》	2008	明确适用于某些与健康和安全有关的罪行的审判方式和最高刑罚

(二)次级立法/法规(StatutoryInstruments)

除了主要法律由 HSE 和地方政府颁布了 101 项相关法律法规。其中 1999 年颁布的《工作期间健康和安全管理条例》更加明确规定雇主应采取何种措施来管理健康和安全,包括要求在其工作场所进行风险评估(表 3-11)。

表 3-11　条例详情

英文对应	条例	年份	性质
Agriculture (Tractor Cabs) Regulations 1974 (S.I. 1974/2034)	《农业(拖拉机驾驶室)条例》	1974	Substantive
Factories Act 1961 etc (Repeals and Modifications) Regulations 1974 (S.I. 1974/1941)	1961 年《工厂法》等(废除和修改)条例	1974	Administrative
Pipe- lines Act 1962 (Repeals and Modifications) Regulations 1974 (S.I. 1974/1986)	1962 年《管道法》(废止和修改)条例	1974	Administrative
Agriculture (Safety, Health and Welfare Provisions) Act 1956 (Repeals and Modifications) Regulations 1975 (S.I. 1975/46)	《农业(安全、健康和福利规定)法(废除和修改)条例》	1975	Administrative
Employers' Health and Safety Policy Statements (Exception) Regulations 1975 (S.I. 1975/1584)	《雇主健康及安全政策声明(例外)条例》	1975	Administrative
Health and Safety Inquiries (Procedure) Regulations 1975 (S.I. 1975/335)	《健康及安全调查(程序)条例》	1975	Administrative

续表

英文对应	条例	年份	性质
Health and Safety (Agriculture) (Miscellaneous Repeals and Modifications) Regulations 1976 (S.I. 1976/1247)	《健康及安全(农业)(杂项废除及修订)条例》	1976	Administrative
Health and Safety Inquiries (Procedure) (Amendment) Regulations 1976 (S.I. 1976/1246)	《健康及安全调查(程序)(修订)条例》	1976	Administrative
Safety Representatives and Safety Committees Regulations 1977 (S.I. 1977/500)	《安全代表及安全委员会条例》	1977	Substantive
Agriculture (Metrication) Regulations 1981 (S.I. 1981/1414)	《农业(计量)条例》	1981	Administrative
Health and Safety (First- Aid) Regulations 1981 (S.I. 1981/917)	《健康及安全(急救)条例》	1981	Substantive
Factories Act 1961 etc (Metrication) Regulations 1983 (S.I. 1983/978)	1961 年《工厂法》等(公制)条例	1983	Administrative
Loading and Unloading of Fishing Vessels Regulations 1988 (S.I. 1988/1656)	《渔船装卸条例》	1988	Substantive
Electricity at Work Regulations 1989 (S.I. 1989/635)	《电力作业条例》	1989	Substantive
Health and Safety Information for Employees Regulations 1989 (S.I. 1989/682)	《雇员卫生及安全信息条例》	1989	Substantive
Offshore Installations (Safety Representatives and Safety Committees) Regulations 1989 (S.I. 1989/971)	《海上装置(安全代表和安全委员会)条例》	1989	Substantive
Offshore Installations and Pipeline Works (First-Aid) Regulations 1989 (S.I. 1989/1671)	《海上装置及管道工程(急救)条例》	1989	Substantive
Agriculture (Tractor Cabs) (Amendment) Regulations 1990 (S.I. 1990/1075)	《农业(拖拉机驾驶室)(修订)条例》	1990	Administrative

续表

英文对应	条例	年份	性质
Dangerous Substances (Notification and Marking of Sites) Regulations 1990 (S.I. 1990/304)	《危险物质(地面标识及通告)条例》	1990	Substantive
Health and Safety (Training for Employment) Regulations 1990 (S.I. 1990/1380)	《健康及安全(培训就业)条例》	1990	Substantive
Health and Safety (Display Screen Equipment) Regulations 1992 (S.I. 1992/2792)	《健康及安全(显示屏设备)条例》	1992	Substantive
Health and Safety (Leasing Arrangements) Regulations 1992 (S.I. 1992/1524)	《健康及安全(租赁协议)条例》	1992	Administrative
Health and Safety (Miscellaneous Provisions) (Metrication etc) Regulations 1992 (S.I. 1992/1811)	《健康及安全(杂项条文)(公制化等)条例》	1992	Administrative
Manual Handling Operations Regulations 1992 (S.I. 1992/2793)	《手动操作条例》	1992	Substantive
Notification of Cooling Towers and Evaporative Condensers Regulations 1992 (S.I. 1992/2225)	《冷却塔和蒸发冷凝器通告条例》	1992	Administrative
Personal Protective Equipment at Work Regulations 1992 (S.I. 1992/2966)	《工作中的个人防护设备条例》	1992	Substantive
Workplace (Health, Safety and Welfare) Regulations 1992 (S.I. 1992/3004)	《工作场所(健康、安全及福利)条例》	1992	Substantive
Offshore Safety (Repeals and Modifications) Regulations 1993 (S.I. 1993/1823)	《海上安全(废止和修改)条例》	1993	Administrative
Borehole Sites and Operations Regulations 1995 (S.I. 1995/2038)	《钻孔地点和作业条例》	1995	Substantive
Health and Safety Information for Employees (Modifications and Repeals) Regulations 1995 (S.I. 1995/2923)	《雇员卫生及安全信息(修订及废除)条例》	1995	Administrative

续表

英文对应	条例	年份	性质
Offshore Installations (Prevention of Fire and Explosion, and Emergency Response) Regulations 1995 (S.I. 1995/743)	《海上设施(防止火灾和爆炸及紧急应变)条例》	1995	Substantive
Gas Safety (Management) Regulations 1996 (S.I. 1996/551)	《气体安全(管理)条例》	1996	Substantive
Gas Safety (Rights of Entry) Regulations 1996 (S.I. 1996/2535)	《气体安全(进入权)条例》	1996	Substantive
Health and Safety (Consultation with Employees) Regulations 1996 (S.I. 1996/1513)	《健康及安全(与雇员协商)条例》	1996	Substantive
Health and Safety (Safety Signs and Signals) Regulations 1996 (S.I. 1996/341)	《健康及安全(安全标志及信号)条例》	1996	Substantive
Offshore Installations and Wells (Design and Construction, etc) Regulations 1996 (S.I. 1996/913)	《海上设施及油井(设计及建造等)条例》	1996	Substantive
Pipelines Safety Regulations 1996 (S.I. 1996/825)	《管道安全条例》	1996	Substantive
Work in Compressed Air Regulations 1996 (S.I. 1996/1656)	《压缩空气作业条例》	1996	Substantive
Confined Spaces Regulations 1997 (S.I. 1997/1713)	《密闭空间条例》	1997	Substantive
Diving at Work Regulations 1997 (S.I. 1997/2776)	《潜水作业条例》	1997	Substantive
Offshore Electricity and Noise Regulations 1997 (S.I. 1997/1993)	《海上电力及噪声条例》	1997	Administrative
Gas Safety (Installation and Use) Regulations 1998 (S.I. 1998/2451)	《气体安全(安装及使用)条例》	1998	Substantive
Health and Safety (Enforcing Authority) Regulations 1998 (S.I. 1998/494)	《健康及安全(执行当局)条例》	1998	Administrative
Lifting Operations and Lifting Equipment Regulations 1998 (S.I. 1998/2307)	《起重作业和起重设备条例》	1998	Substantive

续表

英文对应	条例	年份	性质
Prevention of Accidents to Children in Agriculture Regulations 1998（S.I. 1998/3262）	《防止儿童农业意外条例》	1998	Substantive
Provision and Use of Work Equipment Regulations 1998（S.I. 1998/2306）	《工作设备规定及使用条例》	1998	Substantive
Management of Health and Safety at Work Regulations 1999（S.I. 1999/3242）	《健康及安全工作管理条例》	1999	Substantive
Police（Health and Safety）Regulations 1999 +（Commencement）Order（S.I. 1999/860）	《警察（健康及安全）规例》+（生效日期）令》	1999	Substantive
Quarries Regulations 1999（S.I. 1999/2024）	《采石场条例》	1999	Substantive
Pressure Systems Safety Regulations 2000（S.I. 2000/128）	《压力系统安全条例》	2000	Substantive
Radiation（Emergency Preparedness and Public Information）Regulations 2001（S.I. 2001/2975）	《辐射（应急准备和公共信息）条例》	2001	Administrative
Control of Lead at Work Regulations 2002（S.I. 2002/2676）	《工作中铅控制条例》	2002	Substantive
Control of Substances Hazardous to Health Regulations 2002（S.I. 2002/2677）	《有害健康物质的管制条例》	2002	Substantive
Dangerous Substances and Explosive Atmospheres Regulations 2002（S.I. 2002/2776）	《危险物质及爆炸性空气条例》	2002	Substantive
Health and Safety（Miscellaneous Amendments）Regulations 2002（S.I. 2002/2174）	《健康及安全（杂项修订）条例》	2002	Administrative
Control of Substances Hazardous to Health（Amendment）Regulations 2003（S.I. 2003/978）	《有害健康物质的管制（修订）条例》	2003	Administrative

续表

英文对应	条例	年份	性质
Management of Health and Safety at Work and Fire Precautions (Workplace) (Amendment) Regulations 2003 (S.I. 2003/2457)	《工作场所健康安全管理及防火(工作场所)(修订)条例》	2003	Administrative
Pipelines Safety (Amendment) Regulations 2003 (S.I. 2003/2563)	《管道安全(修订)条例》	2003	Administrative
Adventure Activities (Enforcing Authority) Regulations 2004 (S.I. 2004/1359)	《冒险活动(执行当局)条例》	2004	Administrative
Adventure Activities Licensing Regulations 2004 (S.I. 2004/1309)	《冒险活动许可条例》	2004	Substantive
Control of Substances Hazardous to Health (Amendment) Regulations 2004 (S.I. 2004/3386)	《有害健康物质的管制(修订)条例》	2004	Administrative
Control of Major Accident Hazards Regulations 2015 (S.I. 2015/483)	《重大事故危险控制条例》	2005	Substantive
Control of Noise at Work Regulations 2005 (S.I. 2005/1643)	《工作噪声管制条例》	2005	Substantive
Control of Vibration at Work Regulations 2005 (S.I. 2005/1093)	《工作的振动控制条例》	2005	Substantive
Work at Height Regulations 2005 (S.I. 2005/735)	《高空作业条例》	2005	Substantive
Adventure Activities (Licensing) (Designation) Order 2007 (S.I. 2007/447)	《冒险活动(许可)(指示)令》	2007	Administrative
Adventure Activities Licensing (Amendment) Regulations 2007 (S.I. 2007/446)	《冒险活动许可(修订)条例》	2007	Administrative
Work at Height (Amendment) Regulations 2007 (S.I. 2007/114)	《高空作业(修订)条例》	2007	Administrative
Adventure Activities Licensing (Amendment) Regulations 2008 (S.I. 2008/1973)	《冒险活动许可(修订)条例》	2008	Administrative

续表

英文对应	条例	年份	性质
Factories Act 1961 and Offices, Shops and Railway Premises Act 1963 (Repeals and Modifications) Regulations 2009 (S.I. 2009/605)	1961 年《工厂法》和 1963 年《办公室、商店和铁路房地法》(废止和修改)条例	2009	Administrative
Health and Safety (Miscellaneous Amendments and Revocations) Regulations 2009 (S.I. 2009/693)	《健康及安全(杂项修订及撤销)条例》	2009	Administrative
Health and Safety Information for Employees (Amendment) Regulations 2009 (S.I. 2009/606)	《雇员卫生及安全信息(修订)条例》	2009	Administrative
Control of Artificial Optical Radiation at Work Regulations 2010 (S.I. 2010/1140)	《工作场所人工光辐射控制条例》	2010	Substantive
Control of Asbestos Regulations 2012 (S.I. 2012/632)	《石棉管制条例》	2012	Substantive
Health and Safety (Miscellaneous Revocations) Regulations 2012 (S.I. 2012/1537)	《健康及安全(杂项撤销)条例》	2012	Administrative
Biocidal Products and Chemicals (Appointment of Authorities and Enforcement) Regulations 2013 (S.I. 2013/1506)	《杀菌产品及化学品(当局的委任及执行)条例》	2013	Substantive
Enterprise and Regulatory Reform Act 2013 (Health and Safety) (Consequential Amendments) Order 2013 (S.I. 2013/1666)	《企业与监管改革法(健康与安全)(相应修订)令》	2013	Administrative
Health and Safety (Miscellaneous Repeals, Revocations and Amendments) Regulations 2013 (S.I. 2013/448)	《健康及安全(杂项撤销、废止和修订)条例》	2013	Administrative
Health and Safety (Miscellaneous Revocations and Amendments) Regulations 2013 (S.I. 2013/1512)	《健康及安全(杂项废除及修订)条例》	2013	Administrative
Health and Safety (Sharp Instruments in Healthcare) Regulations 2013 (S.I. 2013/645)	《健康及安全(医疗行业利器)条例》	2013	Substantive

续表

英文对应	条例	年份	性质
Health and Safety at Work etc Act 1974(Civil Liability)(Exceptions) Regulations 2013(S.I. 2013/1667)	《健康及工作安全等法案》(民事责任)(例外)条例》	2013	Administrative
Health and Safety at Work etc. 1974 (Application outside Great Britain) Order 2013	《工作中的健康与安全(英国境外适用)令》	2013	Substantive
Identification and Traceability of Explosives Regulations 2013(S.I. 2013/449)	《爆炸品鉴定与追踪条例》	2013	Substantive
Reporting of Injuries, Diseases and Dangerous Occurrences Regulations 2013(S.I. 2013/1471)	《伤害、疾病及危险事故报告条例》	2013	Substantive
Acetylene Safety(England and Wales and Scotland) Regulations 2014(S.I. 2014/1639)	《乙炔安全(英格兰、威尔士和苏格兰)条例》	2014	Substantive
Explosives Regulations 2014(S.I. 2014/1638)	《爆炸物条例》	2014	Substantive
Genetically Modified Organisms (Contained Use) Regulations 2014(S.I. 2014/1663)	《转基因生物(含使用)条例》	2014	
Health and Safety(Miscellaneous Repeals and Revocations) Regulations 2014(S.I. 2014/486)	《健康及安全(杂项撤销条例》	2014	Administrative
Heavy Fuel Oil(Amendment) Regulations 2014(S.I. 2014/162)	《重油(修订)条例》	2014	Substantive
Mines Regulations 2014 (S.I. 2014/3248)	《矿山条例》	2014	Substantive
Petroleum(Consolidation) Regulations 2014(S.I. 2014/1637)	《石油(整合)条例》	2014	Substantive
Classification, Labelling and Packaging of Chemicals(Amendments to Secondary Legislation) Regulations 2015	《化学品的分类、标签及包装(次级法律的修订)条例》	2015	Adminstrative
Construction(Design and Management) Regulations 2015(S.I. 2015/51)	《建筑(设计与管理)条例》	2015	Substantive

续表

英文对应	条例	年份	性质
Health and Safety and Nuclear (Fees) Regulations 2015 (S.I. 2015/363)	《健康、安全及中心(费用)条例》	2015	Administrative
Offshore Installations (Offshore Safety Directive) (Safety Case etc) Regulations 2015 (S.I. 2015/398)	《海上装置(海上安全指引)(安全个案等)条例》	2015	Substantive
Control of Electromagnetic Fields at Work Regulations 2016	《工作场所电磁场控制条例》	2016	Substantive
Dangerous Goods in Harbour Areas Regulations 2016	《海港内危险品条例》	2016	Substantive
Explosives Regulations 2014 (Amendment) Regulations 2016 (S.I. 2016/315)	《爆炸物条例(修订)条例》	2016	Substantive
Freight Containers (Safety Convention) Regulations 2017	《货物集装箱(安全公约)条例》	2017	Substantive
Health and Safety (Miscellaneous Amendments and Revocation) Regulations 2017	《健康及安全(杂项修订及撤销)条例》	2017	Administrative
The Ionising Radiations Regulations 2017 (S.I. 2017/1075)	《电离辐射条例》	2017	Substantive

(三)相关法定文件与守则

包括法定文件和业务守则(Approved Codes of Practice, ACOPs),后者经HSE批准,并经国务卿同意,在法律上具有特殊地位(表3-12)。

表3-12 法定文件与守则

TITLE	法定文件	年份	ISBN
Dangerous substances in harbour areas: the Dangerous Substances in Harbour Areas Regulations 1987	《海港内危险品:海港内危险品条例》	1987	717616444
Standards of training in safe gas installation	《安全气体装置培训标准》	1987	717606031
Guide to the Loading and Unloading of Fishing Vessels Regulations 1988	《渔船装卸规则指南》	1988	118854577

续表

TITLE	法定文件	年份	ISBN
Safety in docks. Approved code of practice, regulations and guidance	《码头安全——业务守则、规例及指导》	1988	717614085
Safety of exit from mines underground workings. Mines (Safety of Exit) Regulations 1988	《矿山井下作业安全出口——矿山(出口安全)条例》	1989	011883911X
Manual handling. Manual Handling Operations Regulations 1992 (as amended)	《手功作业——手工处理作业条例(经修订)》	1992	071762823X
Coal Mines (Owners' Operating Rules) Regulations 1993	《煤矿(业主操作规程)条例》	1993	071760621X
Explosives at coal and other safety-lamp mines. Coal and Other Safety-Lamp Mines (Explosives) Regulations 1993	《煤炭和其他安全灯矿山(爆炸物)条例》	1993	717606198
First aid at mines. Health and Safety (First-Aid) Regulations 1981	《矿山急救——健康及安全(急救)条例》	1993	717606171
Management and administration of safety and health at mines. Management and Administration of Safety and Health at Mines Regulations 1993	《矿山安全卫生管理——矿山安全与健康管理条例》	1993	071760618X
Prevention of inrushes in mines	《防止矿井突水》	1993	717606201
Shafts and winding in mines. Approved Code of Practice on the Mines (Shafts and Winding) Regulations 1993 Under Section 16 of the Health and Safety at Work etc Act 1974	《矿井的竖井和卷绕——根据《健康和安全工作等法》第16条许可的矿山(竖井和卷绕)条例实务守则	1993	118821644
Escape and rescue from mines. Escape and Rescue from Mines Regulations 1995	《从矿井中逃生和营救——矿山规章制度下的逃生和救援》	1995	717609391
Guide to Placing on the Market and Supervision of Transfers of Explosives Regulations 1993 (POMSTER)	《〈爆炸品转让规例〉上市及监管指导(喷油器)》	1995	717608778

续表

TITLE	法定文件	年份	ISBN
Guide to the Borehole Sites and Operations Regulations 1995	《钻孔位置和操作规程指南》	1995	717610071
Guide to the Reporting of Injuries, Diseases and Dangerous Occurrences Regulations 1995	《伤害、疾病和危险事故报告规程指南》	1995	717624315
Guide to the Health and Safety (Consultation with Employees) Regulations 1996	《健康及安全(与雇员协商)指导条例》	1996	717612341
Guide to the well aspects of the Offshore Installations and Wells (Design and Construction etc) Regulations 1996	《海上装置及油井(设计及建造等)规例的指导条例》	1996	717611949
Guide to the Work in Compressed Air Regulations 1996	《压缩空气工作规范指南》	1996	717611205
Safety representatives and safety committees	《安全代表及安全委员会》	1996	717612201
Safety signs and signals: the Health and Safety (Safety Signs and Signals) Regulations. Guidance on Regulations	《安全标志及信号:健康及安全(安全标志及信号)条例》	1996	717608700
First aid at work: the Health and Safety (First-Aid) Regulations 1981	《工作中的急救:健康及安全(急救)条例》	1997	717610500
Prevention of fire and explosion, and emergency response on offshore installations: Offshore Installations (Prevention of Fire and Explosion, and Emergency Response) Regulations 1995	《海上设施防火爆炸和应急响应:海上设施(防火爆炸和应急响应)条例》	1997	717613860
Safe work in confined spaces. Confined Spaces Regulations 1997. Approved code of practice, regulations and guidance	《在密闭空间内安全工作——密闭空间条例的业务守则、规例及指导》	1997	717614050
Construction (Head Protection) Regulations 1989	《建造(水头保护)条例》	1998	717614786

续表

TITLE	法定文件	年份	ISBN
Control of substances hazardous to health in the production of pottery. The Control of Substances Hazardous to Health Regulations 1994. The Control of Lead at Work Regulations 1998. The Workplace (Health, Safety and Welfare) Regulations 1992	《控制陶器生产中对健康有害的物质——有害健康条例，工作中铅的控制条例，工作场所（健康、安全及福利）条例》	1998	717608492
Guide to the Offshore Installations (Safety Representatives and Safety Committees) Regulations 1989	《海上装置（安全代表及安全委员会）条例》	1998	717615499
Media diving projects. Diving at Work Regulations 1997	《媒体潜水项目——工作时潜水条例》	1998	717614972
Scientific and archaeological diving projects. Diving at Work Regulations 1997	《科学和考古潜水项目——工作时潜水条例》	1998	717614980
Control of ground movement in mines. The Mines (Control of Ground Movement) Regulations 1999	《矿山地面移动的控制。矿山（地面移动控制）条例》	1999	717624986
Rider-operated lift trucks : operator training	《载货升降机：操作员训练》	1999	717624552
Commercial diving projects offshore. Diving at Work Regulations 1997	《海上商业潜水项目——工作时潜水条例》	2000	717614948
Guide to the Genetically Modified Organisms (Contained Use) Regulations 2000	《基因改造生物（含物使用）条例》	2000	717617580
Health care and first aid on offshore installations and pipeline works. Offshore Installations and Pipeline Works (First-Aid) Regulations 1989	《海上设施和管道工程的卫生保健和急救。海上装置及管道工程（急救）条例》	2000	071761851X
Safety of pressure systems. Pressure Systems Safety Regulations 2000	《压力系统安全条例》	2000	071761767X
Health and safety at quarries. Quarries Regulations 1999	《采石场卫生与安全——采石场条例》	2001	717624587

续表

TITLE	法定文件	年份	ISBN
Safe use of work equipment. Provision and Use of Work Equipment Regulations 1998	《工作设备安全使用——工作设备供应与使用条例》	2001	717616266
Use of electricity in mines. Electricity at Work Regulations 1989	《矿山用电——电力作业条例》	2001	717620743
Workplace (Health, Safety and Welfare) Regulations 1992 (as Amended by the Quarries Miscellaneous Health and Safety Provisions Regulations 1995)	《工作场所(健康、安全及福利)条例》(经《采石场杂项健康及安全规例》修订)	2001	717604136
Approved classification and labelling guide: Chemicals (Hazard Information and Packaging for Supply) Regulations 2002	《分类及标签指引:化学品(供应的危险信息及包装)条例》	2002	717623696
CHIP for everyone	《芯片》	2002	071762370X
Commercial diving projects in land/ iInshore. Diving at Work Regulations 1997	《陆上/近岸商业潜水项目——潜水作业条例》	2002	717614956
Compilation of safety data sheets (3rd Edition): Chemicals (Hazard Information and Packaging for Supply) Regulations 2002	《安全数据表的编制(第三版):化学品(供应的危害信息和包装)条例》	2002	717623718
Control of lead at work : Control of Lead at Work Regulations 2002	《工作铅控制:工作铅控制条例》	2002	717625656
Guide to the Offshore Installations and Pipeline Works (Management and Administration) Regulations 1995	《海上设施及管道工程(管理及行政)条例》	2002	717625729
Guide to the Radiation (Emergency Preparedness and Public Information) Regulations 2001	《辐射(应急准备和公共信息)条例》	2002	717622401
Safe use of lifting equipment. Lifting Operations and Lifting Equipment Regulations 1998	《安全使用起重设备——起重作业和起重设备条例》	2002	717616282

续表

TITLE	法定文件	年份	ISBN
Safe use of power presses. Provision and Use of Work Equipment Regulations 1998 as applied to power presses	《安全使用压力机——适用于动力压力机的工作设备条例》	2002	717616274
Safety in the installation and use of gas systems and appliances. Gas Safety (Installation and Use) Regulations 1998	《气体系统及器具的安装及使用安全条例》	2002	717616355
Legionnaires' disease: the control of legionella bacteria in water systems. Approved Code of Practice and guidance	《军团病:控制水体中的军团菌的业务守则及指导》	2003	717617726
Control and mitigation measures. Dangerous Substances and Explosive Atmospheres Regulations	《控制和缓解措施——危险物质和爆炸性空气条例》	2003	717622010
Dangerous substances and explosive atmospheres. Dangerous Substances and Explosive Atmospheres Regulations 2002	《危险物质和爆炸性大气——危险物质和爆炸性空气条例》	2003	717622037
Design of plant, equipment and workplaces. Dangerous Substances and Explosive Atmospheres Regulations 2002	《工厂、设备和工作场所的设计——危险物质和爆炸性空气条例》	2003	717621995
Recreational diving projects. Diving at Work Regulations 1997	《娱乐跳水项目——潜水作业条例》	2003	717614964
Safe maintenance, repair and cleaning procedures. Dangerous Substances and Explosive Atmospheres Regulations	《安全的维护,维修和清洁程序——危险物质和爆炸性空气条例》	2003	717622029
Safe use of woodworking machinery. Provision and Use of Work Equipment Regulations 1998 as applied to woodworking machinery	《安全使用木工机械——适用于木工机械的规定和使用》	2003	717616304
Storage of dangerous substances. Dangerous Substances and Explosive Atmospheres Regulations 2002	《危险物品存放——危险物质和爆炸性空气条例》	2003	717622002

续表

TITLE	法定文件	年份	ISBN
Unloading petrol from road tankers. Dangerous Substances and Explosive Atmospheres Regulations 2002	《从油罐车上卸下汽油——危险物质和爆炸性空气条例》	2003	717621979
Work with display screen equipment: Health and Safety (Display Screen Equipment) Regulations 1992 as amended by the Health and Safety (Miscellaneous Amendments) Regulations 2002	《使用显示屏设备:健康及安全(杂项修订)条例》修订	2003	717625826
Approved Supply List (8th ed). Information approved for the packaging and labelling of substances and preparations dangerous for supply: Chemicals (Hazard Information and Packaging for Supply) Regulations 2002 (as amended)	《核准供应清单(第八版)——《化学品(供应用危险资料及包装)条例》(经修订)获准用于供应用危险物质及制剂的包装及标签	2005	717661385
Control of substances hazardous to health (5th edition): the Control of Substances Hazardous to Health Regulations 2002 (as Amended)	《有害健康物质控制(第五版)条例》(修订版)	2005	717629813
Controlling noise at work: the Control of Noise at Work Regulations 2005. Guidance on Regulations	《工作噪声管制:工作噪声管制条例的指导》	2005	717661644
Manufacture and storage of explosives Approved Code of Practice	《经批准的爆炸品制造及贮存工作守则》	2005	717628167
Personal protective equipment at work	《工作中的个人防护用品》	2005	717661393
Whole body vibration. The Control of Vibration at Work Regulations 2005. Guidance on Regulations	《全身振动——工作时振动控制条例的指导》	2005	717661261
Guide to the Control of Major Accident Hazards Regulations 1999 (as amended)	《重大意外危险规例管制条例(经修订)》	2006	071766175X

续表

TITLE	法定文件	年份	ISBN
Guide to the Offshore Installations (Safety Case) Regulations 2005	《海上装置(安全案例)条例》	2006	717661849
Managing and working with asbestos	《石棉管理与处理》	2013	717666188
Managing health and safety in construction Construction (Design and Management) Regulations 2015. Guidance on Regulations	《建筑施工(设计和管理)条例》	2015	9780717666263
Work with ionising radiation. Ionising Radiation Regulations 2017	《电离辐射作业条例》	2017	9780717666621

二、组织机构

(一) 主要机构——HSE

1975 年 1 月 1 日,根据 HSWA 规定,成立了安全卫生委员会(Health and Safety Commission,HSC)和安全卫生执行局(Health and Safety Executive,HSE)。

2008 年 4 月 1 日 HSC 和 HSE 统一合并为 HSE,隶属于英国就业及退休金事务部。

委员会成员由国务大臣任命,负责安排相关研究、培训和提供资料,协调政府部门、雇主和雇员、代表雇主和雇员的组织,提供信息和咨询服务,制定条例提交立法机关,实施国务大臣下达的指示。

英国没有政府组建的职业健康监护技术服务机构,职业健康监护的义务由雇主承担,HSE 督促。

1. 组织架构 HSE 总部位于英格兰布特尔,设 11 个部门:现场执法部门、危险设施部门、人力资源部门、科学技术部门、规划部门、财务和采购部门、企业服务部门、政策部门、执行战略部门、企业沟通部门、化学品法规部门。其中,现场执法部门和危险设施部门是两个主要的执行机构。

现场执法部门:负责一般行业工作场所的监察执法活动,包括事件、事故、投诉的调查,执法行动,工作场所检查等。现场执法覆盖了多个行业,包括建筑、农业、制造业、食品业、天然气、采石场、娱乐、教育、健康服务等。

危险设施部门:负责危险行业的安全管理和风险控制,通过对设计、试运行、运营、测试和维修不同阶段或状态下危险作业的危害和风险评估,判断企业的安全管理是否适宜。包括对石油化工厂、油气储存装置、海上作业平台以及油气管道等。

2. 主要工作职责

(1)制定和审查规章制度。

(2)处理安全事故,提供支持与帮助。

(3)提供咨询、资料与指导。

(4)在主要危险工业经营许可证及发牌活动。

1)许可制度:只有当 HSE 给予以下证明,工作场所才能运行:同意、许可证、总结信、对安全案例或安全报告的接收。安全案例:海上石油和天然气设施的经营者或业主负责编写安全案例。安全报告:由 2015 年《重大事故危险条例》(Control of Major Accident Hazards Regulations,COMAH)的陆上、上层控制机构编制。这说明他们能够有效地控制重大事故风险。在此类工作活动开始之前,需要得到我们的许可。

2)牌照:"牌照"是指 HSE 发出的授权,以从事在其他情况下属非法的工作活动。它只适用于非常具体的工作活动。例如签发爆炸品制造及贮存牌照,以及石棉拆卸牌照;批准(通常指定工作方法或设备),如农药等化工产品。

(5)开展有针对性的检查和调查。

(6)执法行为;遵循《执法政策声明》(Enforcement Policy Statement,EPS),本执行政策声明符合《2006 年立法和监管改革法案》和《2014 年监管法规》。它规定了 HSE 和地方当局 LAs 应该遵循的一般原则和方法。所有执行决策的地方当局和 HSE 人员都必须遵守该声明。当监察员发现企业违反了健康和安全法律,可能会采取以下执法行动:改进通知、禁止通知、起诉。执法方案包括:面对面或书面提供信息和建议、向持牌人送达通知书、撤销审批、不同的许可证、条件或免除、发出简单的警告、起诉。触犯法律的雇主必须付出代价,这被称为"干预费"(FFI)。

(7)数据汇总与统计。

(8)与其他机构合作。

(二)其他机构

民间组织和中介机构是英国职业卫生安全体系中的重要组成部分,全国有 1000 多家行业协会与政府部门合作提供咨询服务;许多公会设有卫生安全部门,提供法律援助、培训、指导等免费服务。

在英国及其他地方,有不少 OSH 专业团体积极参与促进健康及安全的工作。主要机构包括:

职业安全与健康研究所(IOSH):成立于 1945 年,是一家注册慈善机构,是世界上最大的健康与安全会员组织。他们是世界上最大的专业健康和安全组织,在国际上拥有 4 万多名成员。职业安全与健康研究所致力缔造"安全、健康及可持续的工作世界",并致力维持职业安全与健康研究所专业的高标准。IOSH 与一系列组织(国内和国际组织)合作,提高意识和标准,为学校和企业提供培训,并开展与数百万劳动人民相关的活动。IOSH 是世界领先的健康和安全培训机构之一。

英国安全委员会(British Safety Council,BSC):成立于 1957 年,英国安全委员会现在是世界上最大的独立职业健康、安全和环境组织之一。作为一个注册的慈善机构,平衡记分卡有一个自豪的传统,运动的健康,安全和环境问题。平衡计分卡与企业合作,改善他们的健康、安全和环境管理。他们发起运动并施加影响,是青年工人安全的捍卫者。平衡计分卡的愿景是,任何人都不应因其工作而死亡、受伤或生病。

英国皇家防止事故协会(Royal Society for the Prevention of Accidents, RoSPA):其历史可以追溯到 1916 年,RoSPA 的使命是拯救生命和减少伤害。RoSPA 致力于预防事故的发生,同时寻求处方和个人选择之间的平衡。它通过安全教育促进安全和预防工作、休闲、道路、家庭和安全事故。他们的活动包括竞选、收集数据、进行研究、制定政策、提供信息和教育、审计以及提供专家咨询。

国际风险与安全管理协会(International Institute of Risk and Safety Management, IIRSM):IIRSM 成立于 1975 年,是一个专业会员机构,为与健康与安全领域相关的健康与安全专业人士和专家会员提供认可、信息、支持和增强服务。它的建立是为了在全世界提高事故预防和职业健康方面的专业标准。在过去的 30 年里,IIRSM 已经从一个由英国健康和安全专业人士组成的集体发展成为一个蓬勃发展的国际机构,覆盖了 70 多个国家。其主要目标是促进工业事故预防和职业健康方面的公共教育。为了达到这个目标,促进研究防止事故和职业健康研究所和发布结果,鼓励个人采取健康和安全最佳实践和防止事故,建议任何人进入健康和安全领域进行培训和获取专业资格和交流信息与等效机构在世界各地。

英国安全工业联合会(British Safety Industry Federation, BSIF):BSIF 成立于 1994 年,是英国安全行业内领先的贸易机构。BSIF 拥有超过 160 名成员,包括制造商、分销商、测试机构、认证机构、安全专业人员和服务提供商。

他们的目的是就广泛的职业安全问题提供支持和指导。它的目的是帮助影响立法，并向整个行业提供有关一系列工作场所安全问题的权威信息来源，同时代表其成员的需要。BSIF 是《个人防护装备(PPE)指令》的主要协会，并被健康与安全执行局(HSE)认可为主管当局。BSIF 与多个政府部门和 130 多个具有代表性的行业组织保持着积极的联系。

英国特许环境卫生学会(Chartered Institute of Environmental Health，CIEH)：CIEH 是一个注册慈善机构，是环境卫生的专业声音。它的历史可以追溯到 19 世纪 40 年代。CIEH 为会员和其他环境卫生从业者的教育制定标准、认证课程和资格。它提供超过 50 个认证培训项目，包括食品安全、健康和安全、环境意识，通过在英国各地超过 10000 名注册培训师和 6000 个注册培训中心组成的网络。它还向地方和国家政府以及公共和私营部门的环境和公共卫生从业人员提供信息、证据和政策建议。作为一个奖励机构，CIEH 提供与健康、福祉和安全相关的资格、活动和支持材料，以发展工作技能和最佳实践。

职业医学协会(Society of Occupational Medicine，SOM)：SOM 是英国的一个组织，为所有从事职业健康(OH)或对此感兴趣的健康专业人士服务。SOM 是一个注册慈善机构，最初成立于 1935 年，当时是工业医务人员协会，1965 年更名为职业医学协会。该协会于 2012 年向所有职业健康专业人士开放会员资格。SOM 旨在促进人们在工作中的健康保护，预防职业伤害和疾病，并关注相关的环境问题。它还鼓励人们对 OH 领域的兴趣和研究。SOM 与政府、医疗社区、医疗慈善机构和其他机构密切合作，以促进更健康的员工队伍。会员资格向所有在英国和国际上对 OH 感兴趣的卫生专业人士开放(表 3-13)。

表 3-13　英国主要职业卫生安全机构及组织

OSH 领域的主要社会合作伙伴	公共雇主伙伴关系 (Partnership of Public Employers，PPE) 董事学会 (Partnership of Public Employers，IOD) 小企业联合会 (Federation of Small Business，FSB) 工会 (Trade Union Congress，TUC) 英国工业联合会 (Confederation of British Industry，CBI)

续表

政府机构	健康与安全执行局 （Health and Safety Executive，HSE） 地方当局 （Local Authorities，LAs）
专业组织	没有特定的提供者。专业 OSH 协会及多家私营机构均符合规定
主要赔偿保险机构	所有获金融服务管理局（Financial Services Authority，FSA）授权的保险公司
主要研究机构	健康与安全实验室 （Health and Safety Laboratory，HSL） 职业医学研究所 （Institute of Occupational Medicine，IOM） 卡迪夫工作环境研究中心 （Cardiff Work Environment Research Centre，CWERC） 组织卫生与发展中心 （Centre of Organizational Health & Development，COHD） 职业与环境医学研究所 （Institute of Occupational & Environmental Medicine，IOEM） 工作与健康研究中心 （Work and Health Research Centre，WHRC） 就业研究所 （Institute for Employment Studies，IOE） 工作基金会 （The Work Foundation） 塔维斯托克研究所 （The Tavistock Institute）
主要专业协会	英国安全委员会 （British Safety Council，BSC） 职业安全与健康研究所 （Institute of Occupational Safety and Health，IOSH） 独立安全顾问协会 （Independent Safety Consultants Association，ISCA） 英国皇家事故预防协会 （Royal Society for the Prevention of Accidents，RoSPA） 国际风险与安全管理协会 （International Institute of Risk and Safety Management，IIRSM）

续表

主要专业协会	英国安全工业联合会 （British Safety Industry Federation，BSIF） 英国特许环境卫生学会 （Chartered Institute of Environmental Health，CIEH） 职业医学协会 （Society of Occupational Medicine，SOM）
主要标准协会	英国标准协会 （British Standards Institution，BSI）

三、预防性措施

（一）职业危害因素控制

1999 年《健康及安全工作管理规例》规定雇主需委任“一名或多名符合资格人士”，协助他们履行控制工作风险的职责。许多雇主可以从内部获得或开发这种帮助，当它可用时，他们需要使用这种帮助；如果内部帮助不足，则寻求外部帮助或建议；或者两者结合使用。雇主可以从许多不同的渠道获得外部建议。这些包括：

贸易协会。

安全组。

工会。

在职业安全及健康顾问名册上登记的顾问公司。

地方议会。

健康和安全培训提供者。

健康和安全设备供应商。

风险评估：新指南明确指出，需要记录重大发现，并强调控制已确定风险的重要性。针对雇主、管理人员和其他对健康和安全负有责任的人，当有五个及以上的员工出现职业健康问题时，必须进行记录。该记录应包括：危害因素（可能造成伤害的事物），它们如何危害人类，控制风险的措施。

新修订后的记录表旨在帮助雇主识别、评估及控制与工作场所危险有关的健康及安全风险，取代之前“风险评估的五个步骤”。记录表格式为风险评估模板。

有害因素预防控制措施：

为雇主提供建议，介绍了大多数中小企业如何采取措施控制风险，适用于所有工作场所。

（二）职业病的监测和报告

1. 职业伤害和疾病报告（雇主主动上报） 对于致命伤害，数据收集自雇主根据 RIDDOR（《伤害、疾病和危险事故报告条例》）提出的自我报告。

表 3-14 显示了用于伤害和疾病健康统计的主要数据源，以及每个数据源包含的严重程度范围的指示：

对于伤害的数据收集主要依据 1995 年的《伤害、疾病和危险事故的报告规程》（RIDDOR95，Reporting of Injuries，Diseases and Dangerous Occurrences Regulations 1995）。该规程于 1996 年 4 月 1 日开始实施。雇主须根据该规例向雇员及市民呈报致命及界定非致命的工伤。

表 3-14　RIDDOR95 基本情况一览表

项目	《伤害、疾病和危险事故的报告规程 1995》（RIDDOR 95）
上层法律	《职业安全与卫生法》（1974）
制定及发布机构	职业安全卫生委员会（HSC）
执法机构	职业安全卫生执行局（HSE）
适用范围	所有的工作行为，适用于雇主及个体经营企业主
需要雇主进行报告的几种情况	①死亡或严重伤害；②导致 3 天工作日损失的职业伤害；③职业性疾病；④伤害未遂的危险事件。
向谁报告	HSE 的事故联系中心（Incident Contact Centre，ICC）报告。可采用多种报告方式，如邮寄、电子邮件、登录 RIDDOR 的网站填表等
记录的保存	雇主必须将所有需要报告的伤害、疾病或危险事件的记录保留 3 年，记录中必须含有以下信息：①报告的日期和方式；②事件的日期、事件和地点；③涉及人员的详细信息；④事件或疾病类型的简短描述
需要报告的严重伤害	需要报告的严重伤害包括骨折、截肢、失明、眼睛伤害、电击或电烧伤害、窒息及中毒、生物制剂及其毒素感染等
需要报告的危险事件	包括起重事故、爆炸、压力容器事故、电力短路或过载引起火灾或爆炸、泄漏事故等
需要报告的职业病	RIDDOR 95 规程规定的需要报告的疾病包括中毒引起的疾病、职业皮肤病、职业肺病、职业感染等
需要报告的其他	可燃气体事件

续表

需要报告的海上事件	海上装置的税务持有人、海上油井经营者和雇主须向海上安全指引规管机构（OSDR）报告某些事故。 报告事故的这一要求是基于若干立法义务，包括：欧盟委员会执行第 1112/2014 号条例；《2013 年伤害、疾病和危险事件报告规例》（RIDDOR）；《1996 年海上设施及油井（设计及建造等）规例》第 9 条及《1995 年海上设施及管道工程（管理及行政）规例》第 21B 条。 ROGI 表格：http://www.hse.gov.uk/osdr/assets/docs/rogi.pdf 框架图 - 可报告的石油和天然气事件（Framework: Notifying a Reportable Oil and Gas Event） 指导说明：海上油气泄漏报告指南（Guidance on reporting offshore hydrocarbon releases） 欧盟指导文件：关于欧盟委员会实验条例（第 1112/2014 号）的欧盟指导文件（EU guidance document on Commission Implementing Regulation No. 1112/2014）
报告表	职业伤害或危险事件报告表—F2508 表；职业性疾病案例报告表—F2508A 表
报告的时限	事件发生后的 10 日内
不在 RIDDOR 95 规程规定的报告范围内的伤害	①交通事故，包括因工出差发生的交通事故，属道路交通法规管理范畴；②在商船、民用航空管理法规范围的事故；③军队人员事故；④个体经营者发生的致命伤害事故，前提是受害者不是个体经营者本人

近年来，报告制度和法律要求发生了一些关键的变化，对结果的统计数字产生了一些影响：

2011 年 9 月：雇主使用的通知系统改为以在线系统为主。

2012 年 4 月：一项立法修改引入了一项要求，要求报告导致工人旷工或无法正常工作超过 7 天（超过 7 天的工伤）的工伤情况。这取代了之前的“超过 3 天”的法律要求。

2013 年 10 月：为简化工伤报告，出台了更广泛的立法改革。一个关键的变化是引入了“特定伤害”，取代了之前的“重大伤害”类别。

除在线填写表格外，亦提供电话服务，以举报致命 / 指明的重大事故，并只提供电话服务——致电事故联络中心。

2. 政府主动调查

（1）劳动力调查（Labour Force Survey，LFS）：估计国家和区域工作场所伤害和与工作有关的疾病健康数据的最可靠来源是年度劳动力调查（Labour Force Survey，LFS）。这是一项家庭调查，包括英国每个季度约3.8万个家庭，通常在每个季度选择55000个英国家庭和2000多个北爱尔兰家庭作为调查样本。该调查涉及的人数与总人口数的比例约为1∶400，该调查根据样本的年龄和性别权重比例对人口总体的情况进行估算。劳动力调查包括作业伤害调查、自报告职业病调查和工作日损失调查3种类型。HSE在LFS中设置了一个问题模块，根据个人认知来了解工伤和与工作有关的疾病。

LFS的非致命伤害和健康状况不佳的评估均基于3年间的平均水平。健康状况不佳的数字是患病率，这意味着它们既包括长期存在的病例，也包括新出现的病例。

LFS在每年的冬季发布职业伤害的年度报告，同时会发布自报告职业疾病（self-reportedwork-relatedillness，SWI）的调查报告。HSE全权负责这些数据的分析和解释。

主要内容有：

1）自我报告的与工作相关的疾病：LFS评估那些认为目前或过去的工作导致病情出现或使病情恶化的人。总病例（患病率）包括长期和新病例（发病率）。新病例包括那些在过去12个月内首次意识到自己患病的人。HSE自1990年起定期通过LFS收集不良健康数据，2001/2002年起每年收集一次，2002/2003年和2012/2013年未收集不良健康数据的情况除外。

2）自我报告的伤害：LFS评估在过去12个月内，工人因非道路交通意外而受伤的情况。3天以上和7天以上缺勤伤害包括所有连续3天以上和7天以上（工作和非工作）缺勤（不包括事故发生的当天）。如果一个人的工伤次数超过一次，那么这个数字是根据他最近的工伤情况作出的。HSE在1990年和1993/1994年以来每年通过LFS收集伤害数据。LFS的损伤估计通常用三年平均来表示，以提供更可靠的数据计。

3）损失工作日：因工负伤及身体不适而休假的日子。上述数字以全日等额表示，以计算每日工作时数的变动，并适用于2000/2001年（工伤）、2001/2002年（健康欠佳）及2003/2004年（工伤及健康欠佳），但2012/2013年健康欠佳的数据除外。

由专业医生自愿报告的职业病病例（Voluntary reporting of occupational diseases by specialist doctors，THOR）。1989年，位于伦敦的国立心肺研究

所建立了第一个基于诊所群的职业病报告计划，即工作和职业相关呼吸疾病的监督计划（the Surveillance of Work-related and Occupational Respiratory Disease，SWORD），主要收集专业医生对所见的新案例进行系统的、自愿的和秘密的报告。此后，1993 年，开展了职业皮肤病的监督计划；1996 年，开展了作业场所传染性疾病的监督计划。近年来，又开展了听力损伤、肌肉和骨骼、压力和精神疾病方面的职业病监督计划。从 20 世纪 90 年代初开始，每年都有专家所见的与工作有关的呼吸系统疾病和皮肤病患者的统计表。自 2005 年以来，全科医生被要求报告新的与工作有关的疾病病例。

（2）工业伤残救济金计划（Industrial Injuries Disablement Benefit Scheme，IIDB）。由工作和养老金部（Departmentfor Workand Pensions，DWP）负责的工业伤残救济金计划，该计划为那些已诊断出职业病的工人进行补偿。个体企业主不在该计划内。该计划涉及的职业病为与限定范围内的职业或作业环境相关的疾病。虽然有较早的历史数据，但从 2003 年起，国际开发银行每年都有统计数据。

（3）石棉肺及其他职业肺病的死亡报告（Death Certificates，DC）。该数据源包括 HSE 关于石棉相关疾病的死亡记录：胸膜瘤登记记录和石棉肺登记记录。

（4）铅暴露环境工人的监督数据。根据 2002 年《工作场所铅条例》及 1980 年和 1998 年条例，所有暴露在铅的作业环境下的工人必须受医疗监护，医疗监护人员为指定的医生或 HSE 的医疗巡查员。血液中的铅浓度超过一定水平的工人数量将有年度性的记录和分析。1980 年条例和 1998 年条例对铅的血液浓度水平均有相应的规定。

（5）执法数据（Enforcement）。HSE 及地方执法机构发布的执法通知，包括改进通知、禁止通知和延期禁止通知。

（6）风险控制指标巡查数据（Risk Control Indicators）。从 2002 年 4 月起，HSE 专业执行理事会将作业场所风险控制水平的等级评定记录作为其例行巡查的内容之一，风险控制水平评定依照的是各种风险控制指标（Risk Control Indicators，RCIs）。

（7）作业场所安全和卫生调查（Workplace Healthand Safety Surveys，WHASS）。作业场所卫生和安全调查（WHASS）是 HSE 对雇主和雇员建立的一套调查方法，以提供全英国可靠的和有代表的卫生和安全危害、危险发展的趋势信息，及 HSE 管理状况的相关信息。

3. 最新数据

(1)总体数据(2017/2018 年):140 万劳动者患有与工作有关的疾病;2595 例因接触石棉而导致的间皮瘤死亡(2016 年);144 名工人在工作中丧生;根据劳工调查(Labour Force Survey),有 55.5 万人在工作中受伤;据 RIDDOR 统计,有 71062 名雇员受伤;因工患病和工伤损失 3070 万个工作日;当前工作条件造成的伤害和健康不良估计成本 150 亿英镑(2016/2017 年)。

(2)致命伤害:2017/2018 年度最高比率为威尔士(每 10 万名工人 0.85 例)、苏格兰(每 10 万名工人 0.63 例)和英格兰东部(每 10 万名工人 0.63 例)。在过去的五年里,苏格兰和威尔士的死亡率比英国所有地区都要高(RIDDOR)。然而,先前的研究表明,在对工业组成进行标准化之后,苏格兰和威尔士的死亡率不再显著高于英国的整体死亡率。

(3)非致命伤害:2015/2016 年至 2017/2018 年间,东米德兰(每 10 万工人 2370 例)和约克郡和亨伯(每 10 万工人 2350 例)的非致命伤害发生率显著高于英国(每 10 万工人 1920 例)的非致命伤害发生率。在同一时期,伦敦的发病率(每 10 万名工人中有 1290 例)在统计上明显低于英国的发病率(LFS)。

(4)健康状况不佳:2015/2016 年至 2017/2018 年间,约克郡和亨伯郡(每 10 万名工人患病 4580 例)和西南郡(每 10 万名工人患病 4640 例)的健康状况不佳患病率明显高于英国(每 10 万名工人患病 4040 例)。在同一期间,西米德兰兹郡(每 10 万名工人中有 3390 例)和苏格兰(每 10 万名工人中有 3530 例)的发病率在统计上明显低于大不列颠(LFS)。

(三)职业健康监护

1. 职业健康监护的程序

(1)自查。对接触有毒有害物质的员工,应该进行适当的培训,使其平时能够掌握识别一些疾病的症状和体征。例如接触某些物质的员工可能会引起皮肤损伤或皮肤的疼痛、发红和瘙痒症状。

(2)负责人对疾病的症状和体征做基本的检查。如对从事接触去污剂、金属工液和洗发剂的工人,应注意皮肤检查。经过专职的职业卫生医师或护士对企业负责人、监督员、急救员的职业医学培训,使其能够识别一些疾病的症状和体征,可以实施简单检查和识别工人是否存在由于接触某些物质引起的症状和体征。

(3)具备资格人员对相关症状问诊、检查。通常由专职的职业卫生保健护士进行检查，如哮喘体征的检查；或具备某方面专业知识人员，如听力专家进行听力测试或经过培训的人员进行肺功能检查。

（4）具备资格人员的临床检查。应该由专职的职业卫生保健医师本人或在其监督下完成检查。某些情况下还是依法的检查（如对从事铅作业工人的检查）。有时还需要专科医生（如听力专家）对结果进行解释并提出建议。雇主或职业卫生保健护士在健康监护中发现了可能与工作有关的疾病，需要职业卫生保健医师进行进一步的检查、诊断和治疗。

（5）生物监测和生物效应的监测。一般由专职的职业卫生保健医师本人或在其监督下完成。如血铅、汞、一氧化碳和尿镉、氟化物的检测。但某些情况下，也可以由经过培训的人员（如负责人、监督员、急救员）直接完成。

2. 职业健康监护的项目　有毒、有害因素，如化学物品、溶剂、烟尘、有毒有害气体、生物制剂。石棉、铅、压缩性气体。噪声、手臂振动。人工操作、工作有关的应激性疾病、工作有关的上肢功能障碍、热和冷的工作环境、非电离辐射。

3. 健康检查结果的处理　如果职业健康监护表明，从业人员的健康受到目前工作的影响，应采取以下措施：

（1）减少或暂时避免接触有毒、有害物质，以防止进一步损害。必要时还需要有职业卫生专业知识的医师作进一步的检查和 / 或治疗。对某些疾病特别敏感或其健康已经受到损害的个体，可能需要特别的保护。

（2）再次检查作业场所的危险因素，决定是否要采取措施保护其他员工或加强职业健康监护。

（3）必要时听取专家如职业卫生学专家的忠告和建议，以利进一步改进防护措施。

4. 健康报告格式　无论什么时候进行职业健康监护，都需要确保健康记录的完整性和系统性，健康记录可以是纸质或电子记录，但至少需要包含以下内容：姓名、性别、出生日期、永久性地址、社会保险号、从事目前工作的起始时间、从事接触有毒有害物质工作的历史记录、职业健康监护的过程和日期、被监护人是否可以继续从事目前工作的结论，以及职业健康保健医师、护士或其他责任人的医学评估。

5. 健康档案管理　职业健康监护项目应该为每一个从业人员建立职业健康监护档案，这是至关重要的，因为：①职业健康记录包含曾经接触的物质以及接触方式；②以往的职业健康监护的结果（是否适合目前的工作、限制条件的依据);③卫生安全执行局和地方当局填写的有关健康监护的信息。

根据通常的管理,在职业健康监护下的每个从业人员的健康记录都需要完整的保留。对于那些接触铅、石棉、电离辐射、压缩性气体的从业人员,因为其不良健康效应可能是在接触后更长的时间才显现,因此他们的职业健康记录需要保存更久。

(1)对于离开工作岗位的个人,应该为其提供本人的职业健康记录复印件。根据英国1999年的《控制有害物质的健康条例》的规定,对于即将停止商业行为的雇主,也要告知安全卫生执行局并提供以往工作人员的职业健康记录。

(2)根据2000年3月1日开始在英国实施的《数据保护法律》规定,对谁有权保存职业健康和医疗记录提出新的要求。必须要告诉当事人保存职业健康和医疗记录的目的,当事人有权查阅自己的健康信息并作出修改。

四、救济性措施

(一)职业病诊断

1. 物理因素的职业病 电离辐射引起的炎症、溃疡或皮肤恶性疾病;电离辐射致骨骼恶性疾病;电离辐射致血液异常;电磁辐射致白内障;减压病;气压性损伤致肺或其他器官损伤;减压性骨坏死;重复性动作导致手或前臂痛性痉挛;手皮下蜂窝组织炎(振动损伤性手);剧烈或长时间在膝盖周围的外部摩擦或压力导致的滑囊炎或皮下蜂窝组织炎;剧烈或长时间在肘周围的外部摩擦或压力导致的滑囊炎或皮下蜂窝组织炎;手、前臂或腱鞘的外伤性炎症;腕管综合征;手臂(局部)振动综合征。

2. 生物因素感染的职业病 炭疽、布鲁氏菌病、衣原体病(禽衣原体病、绵羊衣原体病)、肝炎、军团菌感染、钩端螺旋体病、莱姆病、Q热、狂犬病、猪链球菌感染、破伤风、肺结核、与工作有关的任何感染。

3. 化学因素的职业病 下列化学物质引起的中毒(丙烯酰胺、砷或其化合物、苯或其同系物、铍或其化合物、镉或其化合物、二硫化碳、二噁烷、环氧乙烷、铅或其化合物、锰或其化合物、汞或其化合物、甲基溴、硝基氯苯、苯或苯同系物的氨基、硝基或氯的衍生物、氮氧化物、磷或其化合物),支气管或肺癌,矽肺引起的原发性肺癌,泌尿道肿瘤,膀胱癌,肝血管肉瘤,周围神经病变,铬毒性溃疡,毛囊炎,痤疮,皮肤癌,尘肺(排除石棉肺),棉尘肺,间皮瘤,肺癌,石棉肺,鼻咽部肿瘤,职业性皮炎,外源性肺泡炎(含农民肺),职业性哮喘。

(二) 赔偿及保险机构

根据 1969 年《雇主责任(强制保险)法》的规定,大多数雇主必须为其雇员因受雇而遭受的伤害或疾病的责任投保。该法案确保雇主至少有最低水平的保险,以支付雇员受伤或生病的赔偿费用,无论这些伤害或疾病是在现场或现场以外造成的(部分除外)。

根据这项法律,雇主必须使用经授权的保险公司。获授权保险公司是根据《2000 年金融服务和市场法》(Financial Servicesand Markets Act,2000)条款工作的个人或公司。金融服务局备有获授权保险公司登记册。雇主必须投保至少 500 万英镑。然而,保险金额取决于特定业务 / 机构的风险和责任。实际上,大多数保险公司提供至少 1000 万英镑的保险。当保单被取出或续保时,保险人提供雇主责任保险证明书。这必须清楚地说明所提供的最低保障水平以及保单所涵盖的公司。雇主必须出示保险证明书副本,以便雇员阅读。

HSE 执行雇主责任保险法,HSE 检查人员可以检查雇主是否在经批准的保险公司投保了至少 500 万英镑的雇主责任保险。检查人员也可以要求查看保险凭证和其他保险详情。如果雇主没有合适的保险,他们可以被罚款高达 2500 英镑的任何一天,他们没有保险。如果没有出示或没有按照 HSE 检查人员的要求提供保险证明,雇主将被处以最高 1000 英镑的罚款。

五、科研、教育、培训

(一) 雇主对雇员的培训

根据 1974 年《健康及安全工作等法案》的规定,“在合理可行的范围内,每个雇主都有责任确保其所有员工的健康、安全及工作福利,包括提供信息、指导、培训及监督”。1999 年的《健康和安全工作管理条例》进一步扩大了这方面的工作,该条例确定了健康和安全培训特别重要的情况。该条例规定:新招聘的员工必须接受健康和安全培训;对因责任转移或者变更、新工作设备或者变更现有设备、新技术、新工作制度或者变更现有制度而可能面临新的或者增加的风险的;这种培训必须定期进行,并根据健康和安全方面的新风险或变化进行调整,并在工作时间内进行。

有些具体的健康危害(如石棉、铅、噪声、振动等),安全隐患(如工作高度,重型机械 / 设备等),特定行业(如建筑、矿山等)也规定可能需要额外的培训。还有一些具体的法律,其中包括关于保护工作中的青年人以及保健和安全代表的职能和培训的具体培训规定。1977年的《安全代表和安全委员会条例》,1996年的《健康和安全(与员工协商)条例》要求雇主提供或安排适当的培训,内部职业安全与健康专家代表由工会任命或由员工选举产生。

根据上述条例,雇主必须给予指定的健康和安全代表执行职务所需的带薪时间,以及在适当情况下接受这些职务的培训所需的带薪时间。工会代表大会或有关工会将向工会的健康和安全代表提供培训,培训费用通常由工会承担。工会提供在线培训课程,因此只需要在规定时间内完成在线培训即可。

(二)从业人员职业培训

在英国,职业培训是由一些组织,比如健康和安全实验室,英国特许人事和发展协会(CIPD),英国心理学会(BPS),职业安全与健康研究所(IOSH),英国皇家学会预防事故,英国安全委员会(BSC),英国工会和雇主协会。该培训适用于所有负责健康和安全的组织的经理、主管和工作人员。如:国家职业安全与健康考试委员会(NEBOSH)和英国安全委员会颁发的资格证书。

NEBOSH国家证书是英国最广泛持有的健康和安全资格证书。课程是为那些需要对健康和安全问题有广泛了解的人开设的。该证书提供了一个概览,并为进一步的专业学习打下坚实的基础,从而帮助他们有效地管理风险。许多人将NEBOSH国家证书作为健康和安全职业生涯的第一步,并可能继续攻读该证书。NEBOSH国家证书是对有抱负的健康和安全专业人员的资格认证,直接建立在NEBOSH提供的知识基础上。该课程旨在为学员提供从事安全与健康专业人士职业所需的专业知识,并为他们升入研究生学习打下坚实的基础。

BSC提供国际职业安全与健康证书(BSC CertOSH或ICertOSH)和国际职业安全与健康文凭(BSC DipOSH/ IDipOSH)。该文凭涵盖了职业健康与安全法律和实践的所有方面,并强调不良健康预防。它还注重将健康和安全融入组织文化,并强调沟通在赢得员工"心与心"和确保高层管理承诺方面的关键作用。BSC CertOSH和DipOSH课程面向英国公司的人员,而ICertOSH和IDipOSH课程面向海外人员。

(三)专门技术机构

1. 职业医学学院(Faculty of Occupational Medicine,FOM) 是一个致力于改善工作中的健康状况的慈善机构。它是英国职业医学的专业和教育机构,致力于确保职业医学实践的最高标准。因此,它力求确保职业医学实践的最高标准。FOM成员与其他职业卫生机构合作，以多种方式促进健康和工作。该组织成立于1978年，当时是英国皇家医师学院（Royal College of Physicians）的一部分，但现在是一个独立的机构，拥有自己的管理体系、成员和财务系统。他们的目标是：最大化人们从健康和有回报的工作中获益的机会，同时不将自己或他人置于不合理的风险之中；消除由工作引起或加重的可预防的伤害和疾病；作为全面职业健康和安全服务的一部分，让每个人都能从称职的职业医生那里获得建议；为教职员提供支援，以提高职业健康管理的水平。

2. 人类工程学与人类因素研究所（Institute of Ergonomics and Human Factors，IEHF） 人类工程学与人类因素研究所前身为人类工程学学会，是一个国际组织，其主要目的是提高公众对人体工程学及其应用的认识，并为学生和教师提供教育材料。它是英国唯一一个专门致力于人体工程学和人类因素专家的专业机构。

3. 英国心理学会 是英国心理学家和心理学家的代表机构。社会负责发展、推广和应用心理公益。英国社会职业健康部有一个兴趣小组，专门研究心理健康和幸福感等问题。

4. 国家职业安全与健康考试委员会（The National Examination Board in Occupational Safety and Health，NEBOSH） 成立于1979年，是一个具有慈善性质的独立考试委员会和颁发（认证）机构。它提供了一系列全球认可的、与职业相关的资格，旨在满足私营和公共部门所有工作场所的健康、安全、环境和风险管理需求。NEBOSH资格认证课程每年吸引约3.5万名申请者，由500多家课程供应商提供，考试遍及全球100多个国家。他们的资历已获相关专业会员团体（例如IOSH及IRRSM）认可。NEBOSH考试和评估由其专业合格的工作人员制定，并由外部审核员协助；他们中的大多数人是行业内、公共部门或执法部门的特许安全和健康从业人员。

（四）科研机构

研究机构可分为政府研究机构/中心、非营利研究中心、大学部门的研究中心及私人研究中心/顾问公司。

从2004年始，每年拥有500多项科研项目，科研费用大约在3400万英镑，这些科研工作绝大部分由安全与卫生实验室（Health and Safety Laboratory，HSL）承担，并且鼓励社会其他科研部门和单位参与竞标。

英国国家职业安全与健康研究所最初是作为HSE实验室成立的,目的是将工作中对人体健康和安全的风险降至最低。如今,HSL在继续支持HSE的同时,还与许多其他公共和私营机构合作,经常进行详细的、定制的研发工作。HSL的主要职责是提供HSE日常运作中产生的调查工作和服务,这通常需要快速的多学科反应。HSE在HSL建立了一个专业的水平扫描团队,对科学技术新趋势带来的健康和安全后果进行审查。HSL也是世卫组织职业卫生合作中心。

其他重点研究机构有:

职业医学研究所(Institute of Occupational Medicine,IOM):世卫组织职业卫生合作中心。

加的夫工作环境研究中心(Cardiff Work Environment Research Centre,CWERC)。

机构健康及发展中心(Centre of Organisational Health & Development,COHD):是世界卫生组织职业健康合作中心(前工作、健康及机构学会)。

职业与环境医学研究所(Institute of Occupational & Environmental Medicine,IOEM)。

工作及健康研究中心(Work and Health Research Centre,WHRC)。

就业研究学会(Institute for Employment Studies,IES)。

工作基金会(The Work Foundation)。

塔维斯托克研究所(The Tavistock Institute)。

第四节　德国

一、法律法规

(一) 法律

联邦劳动和社会事务部(Bundesministerium für Arbeit und Soziales,BMAS)制定职业卫生安全法。各个州对这些法律的执行情况进行监督。

职业卫生安全法(Arbeitsschutzgesetz)是德国关于职业卫生安全的主要法律,是欧洲指令89/391 / EEC(框架指令)的直接转达。该法案定义了基本的职业卫生原则,强调预防措施应全面覆盖所有规模的企业和公共机构的所有雇员，并详细描述了雇主和雇员在健康和安全方面的职责和权利。所谓的框架指令的附属指令（daughter directives）则侧重于个人危害和暴露，主要由以前的相应立法改编而产生的。职业医师、安全工程师和其他职业卫生安全专家（Arbeitssicherheitsgesetz）规定了雇主在提供职业卫生服务（OHS）方面的职责。其中包括各个大小企业各个部门中职业医师和企业安全专家的最低年度工作时间。

1. 德国社会法典第七卷-法定意外保险（Siebtes Buch Sozialgesetzbuch - Gesetzliche Unfallversicherung，SGB VII）

为工作中社会意外保险的法律依据。

社会保障法（SGB）第七卷第9（1）条界定了“职业病”一词。同时构成立法者授权发布“职业病条例”（见下文）。

2. 职业医师、安全工程师和其他职业卫生安全专业人员的法案。

3. 其他相关的安全法律 工作时间法、设备和产品安全法、化学品法案、青年就业法、生育保护法、联邦矿业法、法定意外保险法。

（二）条例

1. 工作场所条例 《工作场所条例》（Arbeitsstättenverordnung）和《工作场所规定》（Arbeitsstättenrichtlinien），规定了关于工作场所设计的结构和组织要求。

2. 施工现场条例 《建筑工地条例》（Baustellenverordnung）和《建筑工地职业健康安全规则》（Regeln zum Arbeitsschutz auf Baustellen）规定了建筑工地的职业健康安全（OSH），特别是当一个工地上有多家公司活跃时的责任和组织要求，包括健康安全协调员的角色和任务。

3. 职业病条例（BKV） 《职业病条例》（Berufskrankheitenverordnung），描述了在职业病的通报、评估和赔偿方面的责任。

职业病条例最后更新于2017年7月10日。BKV的附件1里面包含公认的职业病清单。

4. 工业安全条例 《工业安全条例》（Betriebssicherheitsverordnung）以及职业卫生安全技术规范，《工业卫生安全技术规则》（Technische Regeln für Betriebssicherheit），规定了机械和设备运行的组织和前提条件，这些均在此条例中得到规范。

5. 显示器操作有关条例 《视屏工作条例》（Bildschirmarbeitsverordnung）。

6. 涉及工业制剂的职业卫生安全条例 《生物制剂条例》(Biostoffverordnung)以及生物制剂的技术规范,《生物制剂技术规则》(Technische Regeln für Biologische Arbeitsstoffe)涉及生物制剂的处理和包装。

7. 设备与机器噪声防护条例。

8.(压缩空气条例) 《压缩空气条例》(Druckluftverordnung),规定了压缩空气的处理方式及其使用条件。

9. 有害物质条例 《有害物质条例》(Gefahrstoffverordnung)以及有害物质的技术规范(Technische Regeln für Gefahrstoffe),涉及有害物质的处理和包装,包括对几类化学品的特殊技术规则。

10. 负荷处理条例 《装卸作业条例》(Lastenhandhabungsverordnung)。

11. 工作场所噪声与振动条例。

12. 个人防护设备使用条例 此外,社会意外保险机构(Berufsgenossenschaften 和 Unfallkassen)根据德国社会法典第七卷的法定基础制定了事故预防条例(Unfallverhütungsvorschriften)。这些法规与行业相关,它们将一般的职业卫生安全法律法规具体化。德国社会事故保险机构(Deutsche Gesetzliche Unfallversicherung,DGUV),德国工业和公共部门社会事故保险和预防机构联合会以及农业、林业和社会保险等网站提供事故预防规定。

二、组织机构

德国劳动安全领域存在双轨制(dual system):劳动保护(职业病防治)与意外事故预防分属于不同机构管理。国家行业监督局和行业公会密切合作,监督管理,分工明确。劳动保护工作(职业病防治):国家负责。国家行业监督局的监察员负责监督劳动保护工作。行业公会:负责意外事故预防,并负责管理工伤保险,各行业公会的技术监察员负责事故预防监督工作。职业卫生安全由联邦和各州的劳动和社会事务部(Ministries for Labour and Social Affairs)管理,反映了德国的联邦结构。

(一)联邦和州政府

1. 联邦劳动和社会事务部(Bundesministerium für Arbeit und Soziales,BMAS)

BMAS 负责联邦一级的职业卫生安全,包括健康和安全法律法规。BMAS 监督对欧盟职业卫生安全指令进入德国法律的转换。该部得到职业卫生咨询委员会(职业病,危险化学物质,生物制剂等)的支持。所有的主要利益相关者,社会伙伴和科学家都在咨询委员会有代表。

2. 联邦职业安全与健康研究所(Bundesanstalt für Arbeitsschutz und Arbeitsmedizin, BAuA)

BAuA 总部位于多特蒙德,在柏林和德累斯顿设有分部。BAuA 就所有职业卫生安全问题向 BMAS 提供建议;发起、协调和开展研究来改善工作中的健康和安全问题;建立工作条件的人性化设计;评估其职权范围内的工作场所的科学性和实际发展;考察公司和行政单位工人与健康和安全相关的工作条件;制定和检测预防性职业卫生安全的建议以及工作场所健康促进的建议;促进知识转移并提出企业实施的方案;参与国家、欧洲和国际团体法规制定和标准化;公布其工作成果;开展德国职业安全与健康展览会(Deutsche Arbeitsschutzausstellung,DASA)。

(二) 16 个州的劳动和社会事务部及劳动监察部门

虽然职业卫生安全法是由 BMAS 在联邦一级起草的,但在大多数情况下,各州(Länder)都可以通过联邦参议院(Bundesrat)的代表影响法案立法。各州通过劳动监察机构(labour inspection authorities)对职业卫生安全法实施与监督。劳动监察机构在劳动和社会事务部(Ministries for Labour and Social Affairs)下运作。劳动监察机构通常设有总部以及多个技术职业卫生安全检查部门、社会监察部门以及几个区域办事处(规模取决于州的大小)。社会监察侧重于保护弱势群体;评估职业疾病、市场监督、评估货车司机的工作时间以及在某些情况下环境或健康相关问题,以及几个区域办事处。

在历史上,采矿业的职业卫生安全监督部门一直是与其他行业的监督部门分开的。采矿区监察是通过在州政府一级的、地方的采矿局(Bergaufsicht)执行,如今与采矿业的法定意外保险机构(Bergbau-Berufsgenossenschaft)合作进行监督。各个州通过习惯法(Common Law)和共同平台德国职业卫生安全委员会(LASI)进行协作。

(三) 法定 OSH 意外保险机构

意外事故保险是通过自治机构提供的,而不是向其它国家那样在私人合同当中的。法定(职业)意外保险于 1884 年产生。这是一种强制的、无过失、按需付费、自我管理的保险体系,为职工提供全面的预防、康复和赔偿服务。所有员工都需要强制参加保险,避免意外工伤和疾病的危害,而且学工也是一样。通过州政府的监察机构和事故保险监察管理结构合作共同完成的，因此被称为双重职业安全与健康制度（dual OSH system of Germany）。

负责提供这种形式的社会保险的机构是工业农业（Berufsgenossenschaften，BG）事故保险机构和公共部门（Unfallkassen，UK）事故保险机构。后者包括市政事故保险协会（Gemeindeunfallversicherungsverband）和其他地方的消防服务的协会。

虽然工农业保险机构 BG 是在全国范围内基于工业和贸易情况建立的，但公共部门保险机构 UK 是在地方建立最多的机构，与州的边界相对应（除了联邦的邮政和电信、铁路机构）。UK 包含自治公共机构和自我管理委员会。管理委员会由雇主和雇员代表组成，二者比例相等。

1. 德国社会意外保险机构（Deutsche Gesetzliche Unfallversicherung，DGUV）。

2. 农业贸易协会（Landwirtschaftliche Berufsgenossenschaften，LBG）。

3. 德国社会意外保险职业卫生安全研究所（Institut für Arbeitsschutz，IFA）。

4. 德国社会意外保险预防和职业医学研究所（Institut für Prävention und Arbeitsmedizin，IPA）。

5. 德国社会意外保险工作与健康研究所（Institut Arbeit und Gesundheit，IAG）。

6. 测试和认证系统 DGUV TEST - Prüf- und Zertifizierungssystem。

（四）部分强制的组织机构

技术监督协会（Technischer Überwachungsverein，TÜV）。

（五）全国的职业病安全与健康合作组织

1. 国家职业卫生安全大会（Nationale Arbeitsschutzkonferenz，NAK）。

2. 职业病健康与安全论坛（Arbeitsschutzforum）。

三、职业卫生安全的预防性措施

良好的防护需要对工作环境和工人健康进行监督。健康体检是工人健康监护的一部分。德国依据职工的暴露水平和个人情况进行了以下几种检查：

1. 岗前体检。

2. 危险工种的特殊体检。

3. 长时间病假后重返工作岗位时体检。

4. 用于评估工作能力的体检。

5. 从事石棉业等特别危险工作退休后的体检。

接触有害物质的职工必须进行定期体检。且一系列法律和条例中,以及新的统一职业健康防护条例(Verordnung zur arbeitsmedizinischen Vorsorge, ArbMedVV)规定了法定责任。

BMAS(德国职业卫生与环境医学和事故保险机构)负责给予体检的实施建议与指南。

预防医疗健康体检的指南目前有职业卫生委员会(Ausschuss für Arbeitsmedizin)建立。

四、职业卫生安全的救济性措施

(一) 职业病的诊断、鉴定、赔偿

根据职业病条例(Berufskrankheitenverordnung), 一共有 73 种职业病。法定职业病诊断标准依据德国社会法典第七卷(Social code Ⅶ)。其中包括被保险人获得法律援助的权利,判断是否是职业病并符合赔偿条件。

德国比较特殊的模式是一些社会机构参与职业病的预防和监察工作。德国的保险机构不仅提供预防和治疗康复支持,同时也参与监管和监察。如果德国的社会保险公司索赔被证明与在上班途中或上班途中发生事故有关,即使索赔最初是针对社会保险体系的另一个分支[即公共部门(Unfallkassen, UK)事故保险机构],无论工人当时是否合法受雇,最终工业农业(Berufsgenossenschaften,BG)事故保险机构(保险提供者)会进行受理。一般而言, 有相应的保险机构与劳动监察机关一起评估诊断职业病。被保险人有权通过社会法院提出上诉,可以免费要求提供第二个专家意见。雇主在法律上有义务酌情进行的职业病风险评估和管理;必须提供职业病健康服务,或者是在雇主模式下让员工可以获得服务。 违规将受到罚款。各州劳动监察机构可以征收高达 25000 欧元的罚款,各州的法定意外伤害保险检察员可征收高达 10000 欧元罚款。严重侵权案件可能会导致刑法起诉。

(二) 职业病防治的优先政策

除了进一步减少职业病事故之外,目前国家政策重点是减少肌肉骨

骼的负担,预防皮肤病。这些是德国职业卫生安全联合策略(Gemeinsame Deutsche Arbeitsschutzstrategie, GDA)(2008—2012)的主要目标。

主要三个职业卫生安全的目标(2013—2018):

1. 提高企业组织的职业卫生安全 主要关注将职业卫生安全整合到企业发展和决策管理层面上,同时也发展关于风险评估的实施。

2. 减少工作相关的健康危害和肌肉骨骼疾病 主要是关注一些涉及到一边的负重,集中在一只手或者需要高强度的身体劳损的工作活动,设计健康的工作活动。

3. 保护和加强身心健康避免工作相关的心理负荷 最初是开发一些活动和工具用来早期识别和评价健康危害。后来进一步发展成为开发一些工作单位中预防措施和一些促进健康的技能来保住减少工作相关的心理负荷。

五、职业卫生安全的科研、培训和教育

德国联邦职业安全与健康研究所(Bundesanstalt für Arbeitsschutz und Arbeitsmedizin, BAuA)是BMAS下设的研究机构,为BMAS提供建议。德国联职业安全与健康邦研究所(BAuA)2018—2021年工作和研究计划将继续在四个预定的行动领域开展工作,并以有针对性的方式进一步发展。

劳动环境中社会和技术变革产生出新问题。研究与推进数字化相关的风险和机遇具有相当重要的意义。因此,联邦研究所打算根据当前的知识,进一步发展其在劳动世界中的社会和技术变革的研究,并将其与"数字工作世界中的安全与健康"这一关键主题相结合。

此外,在新的计划期间,BAuA将加强与大学的合作,建立研究数据中心,并进一步加强BAUA计划中的跨学科和跨部门合作和联网。

根据BAuA完成的项目"工作世界中的心理健康"的调查结果,在2018—2021年计划期间,工作环境中的评估和干预研究应优先进行,以形成有效的知识。

当前计划的活动涉及以下战略行动领域:

1. 确保安全使用化学品和产品。
2. 在公司设计有关人类需求的工作。
3. 避免与工作有关的疾病 - 促进健康和可行性。
4. 了解不断变化的工作环境的影响,并调整职业健康和安全工具。

5. 关键主题是“数字工作世界中的安全与健康”。

德国联邦劳动及社会事务部(BMAS,联邦政府内部门)负责 OSH 法律和规章的准备工作。

第五节 澳大利亚

一、法律法规

1. 澳大利亚政体 澳大利亚全称澳大利亚联邦,是发达联邦制国家,在历史、文化、人口、政体、经济等方面都有其独特性和多样化。澳大利亚曾长期受英国殖民统治,政体还有法律体系沿袭自英国,国家元首是澳大利亚君主,国家立法机构是联邦议会,国家行政机构是联邦政府,国家司法机构是联邦高等法院,采取三权分立原则。除联邦直辖区外,全国有六个州和两个地区,分别为新南威尔士州、昆士兰州、南澳大利亚州、塔斯马尼亚州、维多利亚州、西澳大利亚州、澳大利亚首都地区和北地区,实行联邦、州、地区三级政府体制,联邦、州和地区均有各自的立法权和法律体系。

2. 澳大利亚覆盖全民的医疗保障制度,医疗保险是澳大利亚公共卫生系统中重要组成部分。澳大利亚职业病疾病模式类似于其他发达国家,主要为肌肉骨骼疾患、传染病和寄生虫病、呼吸道疾病、接触性皮炎、心血管疾病、精神疾患、噪声导致的听力损失、职业性肿瘤(包括皮肤癌)。

澳大利亚现行的职业卫生法律体系采用三层架构。第一层:法律,规定了工作场所职业卫生相关责任人员的一般性责任,由联邦政府、州以及议会颁布实施,具有强制性。第二层:细化的法规,不具有强制性。第三层:操作规程。其中法律级别最高,是由联邦、州和议会颁布的,法规是在法律指导下形成的。法律、法规在各自管辖范围内具有法律效力,需要强制执行。操作规程具有法律效力,但不同于法律和法规的法律效力,不能因为未遵守操作规程而被起诉,但是可以作为法庭诉讼中的证据。

3. 卫生监督与职业卫生监督实行州政府负责制,由州议会负责立法,州政府负责执法,中央机构负责全国的协调和卫生标准的制订和研究,地方政府予以支持配合。目前,维多利亚州和西澳大利亚州暂不按照职业安全健康示范法律体系实施职业安全健康法律。

澳大利亚的职业安全与卫生状况居世界领先地位，近年来澳大利亚职业事故一直保持在较低水平，在职业病防治方面取得了较高成就。2002—2012年间澳大利亚工伤事故减少了47%。

4. 澳大利亚职业标准卫生体系由示范操作规程、国家指导材料、国家标准和澳大利亚标准构成。这些都不是法律文书，不具法律效力，目前澳大利亚安全工作局将重点放在全国职业安全卫生和劳动者赔偿政策研究及职业安全健康法律实施方面，不再制定新的国家标准，并且已有的国家标准逐渐被示范操作规程和国家指导材料所取代。它们都是推荐性标准，是一种指导，不具有强制性，只起咨询作用，只有由联邦、州、地区职业安全卫生法律法规中引用或者采纳后才具有强制性，如得到了广泛的认可，一般会被法律法规引用或采纳。

示范操作规程、国家指导材料等法定机构标准的制修订：行业、工会或者政府机构可通过他们在澳大利亚安全工作局的代表提议制定示范操作规程或者国家指导材料，制定时需要政府、工会、雇主协会和公众协商，包括发表草案进行公众评议。

澳大利亚标准（非政府标准化组织的标准）的制修订：澳大利亚标准制修订时，任何组织人都有参与标准制定的机会；标准专业技术委员会保持中立；标准要经过大多数同意，协商一致；有效期一般不超过15年，重要标准或者技术变化快的标准5-7年就需要制修订。

5. 澳大利亚职业卫生标准限值。有明确法律规定的：职业接触限值包括化学因素接触限值及生物因素接触限值《工作场所空气污染物的接触标准》，于2013年4月18日正式生效，具有法律约束力，需强制执行。接触限值代表不能超过的空气污染物标准，有三种形式，包括：8小时时间加权平均容许浓度，最高限值、一段时间接触限值。2011年由澳大利亚安全工作局颁布《噪声管理和预防职业性听力损失》指导如何识别、评估噪声接触和如何控制有害噪声引起的健康和安全风险。其他物理有害因素、电离辐射等均以推荐标准的形式，不具备法律效力。澳大利亚制定了有关心理危害的标准，心理危害为包含但不限于紧张、暴力和其他职业紧张因素，如《疲劳管理——劳动者指南》等文件。

6. 澳大利亚建立了全国统一的职业健康示范法律体系。各州依照法律示范制定自己的职业安全健康法律，州议会负责批准颁布，州政府负责执行。职业安全卫生标准管理和制定机构为澳大利亚安全工作局和澳大利亚标准国际有限公司。澳大利亚安全工作局是由联邦、州和地区政府共同出资独立于政府的法定机构。以示范操作规程、国家指导材料的形式颁布职业安全卫生标准。澳大利亚标准国际有限公司是国家级独立的非政府标准组织，主要负责研究和制定澳大利亚标准。澳大利亚职业安全卫生标准主要由“示范操作规程”“国家指导材料”“国家标准”和“澳大利亚标准”构成，均为推荐性标准，这些推荐性标准由联邦、州、地区在其法律法规中引用或采纳后才具有强制性，如得到广泛认可，一般会被引用和采纳。“示范操作规程”“国家指导材料”、国家标准等法定标准由基础解释、通用风险管理和化学危害、物理危害、工效学危害、心理社会危害等有害因素风险管理、预防与响应及特定人群标准等内容组成。澳大利亚的职业卫生和职业法律体系统一制定，标准制定管理是法定与民间的结合，制定和修订注重共同参与和公众评议。澳大利亚的标准一般为推荐性的，但大多数会被法律法规所采纳从而具有强制性。

2008 年《澳大利亚安全工作法案》，规定了澳大利亚安全工作的主要职能，2017 年修订，2017 年 8 月 17 日生效。包括：澳大利亚安全工作的建立和职能、澳大利亚安全工作协会成员、澳大利亚安全工作计划、澳大利亚安全工作公司的决策、澳大利亚安全工作委员会的首席执行官、工作人员和委员会以及其他协助人员、澳大利亚安全工作特别账户。在本法案中规定，澳大利亚法律是指联邦、州或地区的法律。CEO 是指澳大利亚安全工作的首席执行官。政府间协定是指联邦、各州和领土之间关于职业健康和安全监管和业务改革的政府间协定，并经不时修订。成员是指根据本法任命的安全工作澳大利亚成员（包括主席和首席执行官）。覆盖范围是指澳大利亚首都领土或北部领土。投票成员是指 CEO 以外的成员。WHS 是指工作健康和安全。WHS 部长是指英联邦部长，以及负责或主要负责与 WHS 相关事宜的每个州和地区的部长。建立安全工作澳大利亚的目标是通过为政府、工人和雇主代表提供一个包容性的三方论坛，改善国家 WHS 成果和工人补偿安排。就国家职业健康安全和工人赔偿事宜进行合作，领导制定基于证据的国家工作场所和工人补偿政策和战略，促进澳大利亚各地工作场所和工人补偿安排的一致性。

澳大利亚安全工作局是负责制定和评估 WHS 示范法的国家政策机构，由《WHS 示范法》《WHS 示范条例》和《实践守则》组成。

（1）昆士兰州

1）2011 年《工作健康与安全法》：2011 年《工作健康与安全法》（WHS 法）为保护所有工作人员的健康、安全和福利提供了一个框架。它还保护所有其他可能受到工作影响的人的健康和安全。

2)2011 年《工作健康与安全条例》:2011 年《工作健康与安全规例》描述如何预防或尽量减低工作场所的风险。强制执行。

3)行业守则:为从事健康及安全工作的人士提供实务指引。从 2018 年 7 月 1 日起,从事商业或事业的人员必须遵守 2011 年《工作健康与安全法》(Work Health and Safety Act,2011)批准的业务守则。此外,持证人可采用另一种方法,例如技术标准或行业标准,以管理危害和风险,只要该方法所提供的工作健康和安全标准与守则所要求的标准相当或更高。有 49 个行业守则。

4)潜水和浮潜行业规则:为了了解潜水工作的健康和安全要求,以及你在法律下的义务,你必须了解相关的行为、法规和守则。要了解你的职责和安全要求,你必须熟悉:2011 年《工作健康与安全法》(WHS Act,2011)要求工作场所的员工承担责任,以确保健康与安全、事故通知和其他执法事项。2011 年《工作健康与安全条例》(WHS 条例),该条例描述了必须采取哪些措施来预防或控制造成伤害、疾病或死亡的某些危险。第 4.8 部分给出了潜水作业的具体建议。职业潜水工作守则 2005 可帮助 PCBU 确定需要采取哪些控制措施,以确保潜水员和工作场所其他人员的健康和安全。适用于一般潜水作业和高风险潜水作业。

5)过渡条款:2012 年 1 月 1 日生效的 2011 年《工作健康与安全法》(the Work Health and Safety Act,2011,简称《卫生安全法》)包括了一些过渡性条款,并推迟了某些条款的实施,以便顺利过渡到新的要求。

6)雇主责任:工作健康及安全(西)及电气安全(西)条例规定,从事业务或业务的人士须确保其雇员在工作期间的健康及安全。

(2)维多利亚州

职业健康与安全条例:2004 年《职业健康与安全法》及相关法规旨在保障维多利亚时代工作场所的安全。

2017 年《职业健康安全条例》(OHS 条例)以《职业健康安全法》为基础。他们规定了如何履行职责和义务,以及支持职业健康安全法的特定过程。

2017 年《职业健康安全条例》于 2017 年 6 月 18 日生效,并取代了 2007 年《职业健康安全条例》。

其他相关的法律:2013 年《工伤康复与赔偿法》、1985 年事故赔偿法、1996 年《事故赔偿(职业健康与安全)法》、1958 年《工人补偿法》、2004 年职业健康安全法、1994 年《设备(公共安全)法》、1985 年危险品法。

法规:2014 年工伤康复与赔偿条例、2017 年职业健康安全条例、2017 年设备(公共安全)条例、2012 年危险品(储存和搬运)条例、2018 年危险品(公路或铁路运输)条例、2011 年危险品(爆炸物)条例、2016 年危险品(HCDG)条例、2015 年地方法院(职业健康与安全)规则。

(3)新南威尔士州

法律:《新南威尔士州工作健康与安全法》,负责管理、提供建议、监督和执行 2011 年《工作健康与安全法》和 2017 年《工作健康与安全条例》。

法规:《工作安全法》的作用是通过教育和合规活动的混合实施该地区的健康和安全以及工人赔偿法。《工作安全法》对以下法律和相关法规负有广泛的监管责任:2011 年《工作健康与安全法》、1912 年《脚手架和升降机法》、1949 年《机械法》、2004 年《危险物质法》、2009 年《危险品(道路运输)法》、1979 年《燃料控制法》、1951 年《工人补偿法》、1976 年《长期服务休假法》。根据 2011 年《工作健康与安全法》、2004 年《危险物质法》、1912 年《脚手架和升降机法》和 1949 年《机械法》,工作安全法还具有有限的许可功能,为个人提供许可证。2004 年《危险物质(爆炸物)条例》规定了与涉及爆炸物的所有方面有关的许可证和 / 或许可证的颁发。此外,根据 1951 年《工人赔偿法》,我们还授权自保险公司、经批准的保险公司和康复服务提供商。《工作安全法》是堪培拉市建筑、环境和工作场所保护部门的一个业务单位。

(4)南澳大利亚州

南澳大利亚的工作卫生和安全法律与新南威尔士州、昆士兰州、塔斯马尼亚州、澳大利亚首都领地、北领地和英联邦的法律一致,这些法律都采用了相同的国家示范法。2012 年《工作健康与安全法》(SA)以及 2012 年《工作健康及安全规例》(SA)。

(5)北部地区

工作场所安全法:北领地与英联邦及其他州和领地政府合作,致力于通过协调整个澳大利亚的工作健康和安全立法,改善所有澳大利亚工人的工作健康和安全,提高生产力。在北部地区,2011 年《工作健康与安全(国家统一立法)法》和 2011 年《工作健康与安全(国家统一立法)条例》于 2012 年 1 月 1 日开始实施。过渡性安排是在法案和条例开始实施时实施的。过渡安排旨在通过提供一段调整期,帮助开展业务或业务(PCBU)的人员了解新法规下的新要求，并根据更改或新要求评估其当前做法，并在必要时进行更改。

（6）西澳大利亚州

西澳大利亚州工作场所的安全与健康受1984年《职业安全与健康法》（OSH法）和1996年《职业安全与健康条例》（OSH条例）的监管，并受行为准则和指导说明的支持。

1984年《职业安全与健康法》规定在西澳大利亚促进、协调、管理和执行职业安全与健康。

1984年《职业安全与健康法》规定雇主、主/主承建商、分判商、雇用劳工人士、雇员、自雇人士、制造商、设计师、进口商及供应商须附上保障工作地点安全及健康的若干责任。它还强调注意的义务是预防事故和伤害。

（7）塔斯马尼亚州

塔斯马尼亚工作安全局是司法部的一部分，包括以下法律：

2011年《石棉相关疾病（职业暴露）补偿法案》

1997年《建筑业（长期服务）法》

2010年《危险货物（公路和铁路运输）法》

2012年《炸药法案》

1984年《劳资关系法》

2009年《劳资关系（联邦权力）法》

1993年《地方政府（建筑和杂项规定）法》

1994年《长期服务休假（国家雇员）法》

1976年《长期服务休假法》

2012年《矿山生产健康与安全（补充要求）法》

2005年《安全敏感危险物质法》

1984年《商店营业时间法》

2000年《法定假日法》

2012年《工作健康与安全法》

2012年《工作健康与安全（过渡性及相应规定）法》

1954年《工人（职业病）救济基金法》

1988年《工人康复和补偿法》

法规包括：

2011年《石棉相关疾病（职业暴露）赔偿条例》

2010 年《危险品(道路及铁路运输)规例》

2012 年《炸药规定》

2015 年《劳资关系规例》

2014 年《长期服务休假(国家雇员)条例》

2017 年《长期服务休假条例》

2012 年《矿山生产卫生安全(补充要求)条例》

2015 年《安全敏感危险物质法规》

2012 年《工作健康与安全条例》

2012 年《工作卫生与安全(过渡)条例》

(8)联邦管辖区

2011 年《工作健康与安全法》(WHS 法)和 2011 年《工作健康与安全条例》(WHS 条例)。《世界卫生组织法》和《世界卫生组织条例》实施了澳大利亚大多数州和地区也采用的示范工作健康和安全法。《世界卫生组织法》和《世界卫生组织条例》为保障工人和工作场所的健康和安全提供了一个框架,通过消除工作中产生的风险,保护工人和其他人不受损害,按照工人和其他人应获得最高级别的原则。在合理可行的情况下,防止因工作产生的危险和风险对其健康、安全和福利造成损害。《世界卫生组织法》和《世界卫生组织条例》促进持续改进,逐步提高工作健康和安全标准。《世界卫生组织法》要求,从事业务或事业的人员应在合理可行的范围内,确保从事业务或事业的工人的健康和安全。《世界卫生组织法》还规定了咨询、代表和参与,以进一步促进《世界卫生组织法》的目标。

法律:

2011 年《工作健康与安全法》

2011 年《工作健康与安全法》(过渡性和相应规定)

法规:

《世界卫生组织条例》对《世界卫生组织法》所涵盖的主题作出了更详细的规定。这包括为某些类型的工作提供更具体的义务和禁令。

2011 年《工作健康与安全条例》

2015 年《工作健康与安全(如何管理工作健康与安全风险)实务守则》

2015 年《工作健康及安全(工作健康及安全咨询、合作及协调)工作守则》

2015 年《工作健康与安全(喷砂)实务守则》

2015 年《工作健康及安全(密闭空间)实务守则》

2015 年《工作健康及安全(建筑工程)实务守则》

2015 年《工作健康及安全(拆卸工程)实务守则》

2015 年《工作健康及安全(挖掘工程)实务守则》

2015 年《工作健康及安全(工作场所急救)实务守则》

2015 年《工作健康与安全(危险手工任务)守则》

2015 年《工作健康及安全(如何安全移除石棉)工作守则》

2015 年《工作健康及安全(工作场所危险化学品标签)工作守则》

2015 年《工作健康与安全(管理工作场所的电气风险)实务守则》

2015 年《工作健康及安全(管理噪声及防止工作时失聪)工作守则》

2017 年《工作健康与安全(装卸风险管理)工作守则》

2015 年《工作健康与安全(工作场所危险化学品风险管理)工作守则》

2015 年《工作健康与安全(工厂风险管理)工作守则》

2015 年《工作健康与安全(管理工作场所跌倒的风险)工作守则》

2015 年《工作健康及安全(管理工作环境及设施)实务守则》

2015 年《工作健康与安全(危险化学品安全数据表的编制)工作守则》

2015 年《工作健康与安全(防止房屋建筑倒塌)工作守则》

2015 年《工作健康及安全(结构安全设计)实务守则》

2015 年《工作健康与安全(喷漆和粉末涂料)实施规程》

2015 年《工作健康与安全(焊接工艺)实务守则》

二、组织机构

(一)澳大利亚安全工作局

澳大利亚安全工作局是根据 2008 年澳大利亚职业安全法建立,由联邦、州和地区政府共同出资,负责全国职业安全卫生的独立于政府的法定机构,以改善澳大利亚的工作健康和安全成果以及工人补偿安排。澳大利亚安全工作局(Safe Work Australia,SWA)是澳大利亚政府的法定机构,成立于 2008 年,旨在制定与职业健康与安全(Work health and safety,WHS)和工人补偿相关的国家政策。它由主席,联邦、州、地区代表成员,劳动者利益代表成员,雇主利益代表成员及局长组成,目标是实现全国统一的职业安全卫生法律。澳大利亚安全工作局的职能是:在工作场所部长理事会的批准下,具体负责全国职业安全卫生工作，协调和制定国家职业安全卫生及劳动者赔偿的政策与战略，协助实施职业安全健康示范法律及改革的立法框架，研究、制定改善型支持材料，收集、分析与报告数据，提高各行业、各领域职业安全卫生水平。

澳大利亚安全工作局的前身是国家职业卫生和安全委员会，主要职能是领导和协调国家职业安全卫生工作，预防工作场所死亡、伤害和疾病，它不属于执法机构，而是一个论坛，由联邦、州、地区政府及雇主代表和劳动者代表组成，委员会有一系列职能，包括制定国家标准。之后更名为澳大利亚安全和赔偿委员会，主要职能是职业安全卫生国家标准和规范的发布、制定职业安全卫生法律下职业安全卫生和劳动者赔偿政策。2009 年更名为澳大利亚安全工作局，并成为一个独立的法定机构（表 3-15）。

表 3-15　澳大利亚安全法案规定的工作职能

序号	工作	职能
1	国家政策与战略	制定、评估并在必要时修订国家职业健康安全和工人补偿政策和支持策略
2	示范卫生监督的立法框架和其他卫生监督材料	1. 制定、评估并在必要时修订 2. 示范的世界卫生组织立法框架 3. 与 WHS 有关的其他材料 4. 监督经世界卫生组织部长批准的《世界卫生组织示范立法框架》的英联邦、各州和领土的通过情况
3	工人的补偿	拟订改善工人补偿安排的建议，并促进这种安排的国家一致性
4	提供证据	1. 收集、分析及发表有关资料 2. 进行和发表研究 3. 工作场所和工人补偿政策和策略的制定和评估
5	教育和交流	制定和实施国家教育和传播战略和举措 支持改善世界卫生组织的成果和工人补偿安排 促进国家在这类战略和举措上的一致性
6	合作	与英联邦、国家和领土以及其他国家和国际机构合作，处理世界遗产和工人的国家重要补偿政策问题
7	为世界卫生组织部长提供建议	向世界卫生组织部长提供与世界卫生组织和工人赔偿有关的国家政策事项和举措的建议
8	其他	本法或任何其他联邦法赋予的其他职能

履行的职能：澳大利亚安全工作必须按照其公司计划和业务计划履行其职能。澳大利亚安全工作在履行其职能时，可咨询政府和政府机构、职工代表和用人单位代表、其他有兴趣的人士、团体及组织。

豁免和特权：澳大利亚安全工作享有联邦国王的特权和豁免权（表3-16）。

表 3-16　澳大利亚安全卫生工作的建立历史

机构名称及资料	实行日期
2009 年 11 月 1 日，SWA 根据 2008 年《澳大利亚安全工作法案》成立为法定机构。	2009 年 11 月 1 日至今
2009 年 7 月 1 日，SWA 根据 1996 年《公共服务法》和 1997 年《金融市场管理法》成立，作为执行机构。	2009 年 7 月 — 2009 年 10 月
2009 年 3 月 31 日，澳大利亚安全与赔偿委员会（ASCC）被废除，澳大利亚安全工作委员会成立。 2009 年 4 月 1 日，为支持澳大利亚安全工作委员会的工作，SWA 在 DEEWR（澳大利亚就业和劳动关系部）内部成立了一个独立的、独立品牌的实体。 SWA 由联邦、州和领土政府共同出资，取代了 ASCC 的办公室。	2009 年 4 月 — 2009 年 6 月
就业和工作关系部长宣布，政府将用一个行政三方咨询机构——澳大利亚安全与补偿委员会（ASCC）取代职业安全与健康委员会（NOHSC）。 DEEWR 从 2005 年 2 月起直接用于支持 NOHSC 之前交付的功能。这些职能由协调会办公室承担。ASCC 于 2005 年 10 月行政成立。 2006 年 1 月 1 日，NOHSC 被废除，澳大利亚 2005 年工作场所安全标准法案开始向 ASCC 提供法定职能，宣布工作健康和安全的国家标准和工作守则。 COAG（澳洲政府理事会）于 2008 年 7 月签署了 IGA。该协定规定建立一个新的国家三方机构，主要负责推动国家政策的制定，以促进工作健康和安全和工人补偿，包括制定示范性的 WHS 法律。 《2008 年澳大利亚安全工作法案》已于 2008 年 9 月 4 日提交澳大利亚议会审议。在参议院两次试图通过该法案后，该法案于 2008 年 12 月 4 日被搁置。 2009 年 2 月 12 日，部长理事会同意根据《1999 年公共服务法》设立 SWA 作为执行机构。 当局认为有必要在行政上成立"工作环境咨询委员会"，以确保协调工作健康及安全的时间表不会受到影响。	2005 年 10 月—2009 年 3 月

续表

机构名称及资料	实行日期
1984 年 10 月，国家卫生和计划生育委员会成立，负责领导和协调全国预防工作场所死亡、伤害和疾病的工作。 1985 年，国家职业健康与安全委员会根据 1985 年颁布的《国家职业健康与安全委员会法》，作为法定机构成立。根据 1997 年《联邦当局和公司法》，它是一个联邦机构。	1985 年 12 月—2005 年 12 月

职业安全卫生法律标准的监管工作由联邦、州、地区政府负责。职业安全健康监管部门的主要职责是：执行职业安全健康法律、报告工作场所事故、更新或申请执照、管理伤害和劳动者赔偿申请、设备及设备设计的登记与通知、安全健康代表的培训、职业安全健康培训和评估等。

（二）澳大利亚标准国际有限公司

澳大利亚标准国际有限公司是独立的、国家级的非政府标准组织，但澳大利亚联邦政府通过与澳大利亚标准国际有限公司签订协议的形式承认澳大利亚标准国际有限公司为澳大利亚最高的、非政府性的标准化团体，是澳大利亚最高的标准管理机构。

澳大利亚标准国际有限公司的前身是成立于 1922 年的澳大利亚工程标准协会，之后更名为澳大利亚标准协会，1951 年经皇家许可成立公司，1999 年该机构放弃了协会性质，以公司形式注册，并改名为澳大利亚标准国际有限公司。

大多数标准都由澳大利亚标准国际有限公司制定和发布的，该公司主要负责澳大利亚国家的标准，但也从事一些商业活动。现有 12 个行业部门负责标准的制定，为农林渔食品部门、矿业部门、制造加工部门、建筑施工部门、电力及能源部门、水和垃圾服务部门、运输物流部门、卫生和社区服务部门、消费者产品服务和安全部门、教育和培训服务部门、通信信息技术和电子商务部门及公共安全管理和企业管理部门。涉及职业安全卫生方面的标准由公共安全、管理和企业管理部门负责，有噪声、工作场所空气检测方法、职业安全卫生风险、人力资源与就业、风险管理、工业警示标志、职业潜水、个人防护激光辐射、密闭空间、压缩空气和高压处理设施的非潜水工作、职业安全卫生管理、职业防护鞋、职业防护服装、职业防护头盔、职业防护手套。涉及成员组织有澳大利亚职业与环境医学学院、澳大利亚商会、澳大利亚安全工作局、澳大利亚海事安全局、澳大利亚和新西兰职业医学学会、澳大利亚工业集团等。

澳大利亚安全工作协会的成员组成，包括主席、代表联邦的一名成员、代表不同的州或地区的成员、代表澳大利亚工人利益的成员、代表澳大利亚雇主利益的成员以及首席执行官。如果超过三分之一的投票为不通过，则澳大利亚的安全工作可能无法进行。

澳大利亚安全工作计划是关于澳大利亚安全工作的公司计划和运营计划。在根据《2013 年公共管理、绩效和责任法案》第 35 节向部长提交公司计划之前，CEO 必须编制一份公司计划草案并将其提交给 WHS 部长，需包括澳大利亚安全工作应取得的成果、澳大利亚安全工作部门为实现这些成果所应遵循的战略、公司计划草案不得涉及为履行澳大利亚安全工作职能而分配的资源等。澳大利亚安全工作计划详细规定了各个部门的详细职责以及制定规则的步骤。

澳大利亚安全工作会议：在会议上作出决定，并提供会议如何运行的一般规则。特殊规则适用于与示范 WHS 立法框架有关的决定。在没有会议的情况下作出决定。

澳大利亚安全工作的首席执行官、员工和委员会，以及其他协助其履行职责的人员。

澳大利亚安全工作特别账户是关于澳大利亚安全工作基金。它为联邦、各州和各领土为澳大利亚的安全工作而拨出的资金设立一个账户，账户款项来源：一个国家或地区根据政府间协定英联邦支付的款额；联邦同意根据政府间协定分配的金额；任何国家或地区为履行澳大利亚安全工作职能而向联邦支付的任何其他款项；联邦同意为履行澳大利亚安全工作职能而分配的任何其他款项；为该账户的目的而馈赠或遗赠的款额。并详细规定了这笔工作基金的用途：支付或履行英联邦履行澳大利亚安全工作职能所产生的费用、开支和其他义务；支付根据本法应支付给任何人的任何报酬和津贴；支付管理账目的开支等。

（三）澳大利亚职业安全卫生法律标准监管体系

澳大利亚安全工作局负责制定全国职业卫生安全及劳动者赔偿政策，推动全国统一职业安全健康法律的实施及标准的制定研究，澳大利亚职业卫生法律的监管体系分为三层，分别为联邦、州与地区职业安全监管部门。

职业安全健康监管部门的主要职责是：执行职业安全健康法律、报告工作场所事故、更新或申请执照、管理伤害和劳动者赔偿申请、设备及设备设计的登记与通知、安全健康。

代表的培训、职业安全健康培训和评估等。

联邦和国家职业安全健康监管部是联邦机构安全健康局、国家海洋石油安全和环境管理局、国家工业化学品通报和评估方案部门、澳大利亚海事安全局、海员安全恢复和补偿机构、民航安全局，主要负责国家公立部门及海事部门的职业安全卫生监管工作。

三、预防性措施

澳大利亚职业风险评估是依据《职业健康与安全风险评估管理指南》(occupational health & safety risk assessment and management guideline)进行的，有六个步骤，分别为：确定环境、识别危害、分析危害潜在的风险、评价风险、治理风险监测与复查风险。

澳大利亚的化学有害因素职业接触限值主要来源于2013年颁布的《工作场所空气污染物的接触标准》，具有法律约束力，需要强制执行。它规定了665种物质和混合物的接触标准。

四、救济性措施

(一) 职业病诊断

澳大利亚实行执业医师制度，凡是取得执业医师资格的医师都可诊断疾病或伤害并提供病人职业性损害的可能性。之前澳大利亚没有职业病目录，但大多数澳大利亚司法管辖区都有自己的可认定为工作相关疾病的目录，并作为其劳动者补偿制一部分。对职业病的诊断实行举证倒置制度，假定劳动者职业病是由于接触职业有害因素导致的，除非有强有力证据反证。诊断职业病的指导材料包括疾病描述、职业接触、高风险职业或行业、潜伏期和非职业性因素。澳大利亚职业病诊断程序相对简单，更有力的保护工作人员的合法权益；

澳大利亚安全工作局开展了基于最新的科学证据制定最新的澳大利亚认定疾病目录的项目，并于2015年8月发布了澳大利亚认定疾病目录报告，由于还没有经过公众咨询和监管影响评估，所以只是报告形式发布，由联邦、州、地区适当地制定指导材料或进行公众咨询将其修改为自己的认定疾病目录。推荐纳入认定疾病目录的疾病包括传染性疾病、恶性肿瘤、神经系统疾病、呼吸系统疾病、肝脏疾病、皮肤病、肌肉骨骼系统疾病、急性中毒等八类共48种，并列出了相关接触或职业，还提供相应的指导材料指导职业病诊断。

凡在工作场所中由于工作或工作相关因素造成的伤害,甚至包括心理疾患经过调查后也可诊断为职业病获得赔偿,更有力地保护了工作人员的合法权益。

（二）工伤保险

工人需要支付保险费用,如果你全额付款,有很多方法可以获得折扣,由工人交付,8 月 6 日前付清,并可享受 5% 的折扣。10 月 1 日前付清,并可享受 3% 的折扣。季度分期付款。对于高风险职业,工人需取得职业执照。最低保险费 –208 美元,单个索赔的最高索赔成本为 403100 美元,个人索赔的最高法律费用为 75400 美元。

索赔手册是工作安全代理人帮助作出符合法律的决定的指南。它包括有关索赔管理、每周付款、医疗和类似服务、重返工作岗位、专业付款和纠纷解决的信息。

五、科研、教育、培训

职业安全健康管理局的工作的核心职能是建立和维持一个证据基础,以告知世界卫生组织和工人的补偿政策和实践。这有助于显著降低与工作有关的死亡、伤害和疾病的发生率,为国家政策、计划和实践提供信息。编制、分析和报告一系列的职业健康和工伤赔偿数据,以提供与工作有关的伤害、死亡和疾病的全国分析。开展工作场所和工人薪酬研究,以研究出现的各种问题,并评估示范工作场所法律的实施情况。包括:工作场所死亡、受伤和疾病的数量和比率及其趋势、伤亡原因、工人暴露于工作场所的危险和风险、危害和风险的管理,包括控制措施的提供、使用和有效性、工作场所文化和 WHS 行为、WHS 的态度、澳大利亚监管框架的有效性。

澳大利亚《2012—2022 年工作健康与安全战略》已将研究和评估确定为优先行动领域,将有助于实现该战略的成果和愿景。该研究和评价方案着重于四个领域:危害监测和风险管理,职业病,对工作健康和安全的态度,评价干预措施。研究和评价活动集中于使用已建立的数据集测量性能,以及开发新指标和进行数据收集。活动列在澳大利亚安全工作委员会成员批准的年度证据工作计划中。

联邦、州和地区政府也与其他组织(如澳大利亚统计局、澳大利亚癌症委员会、新南威尔士癌症研究所、澳大利亚健康与福利研究所和国家科罗尼亚信息系统)合作,编制国家报告。

同时还开展或与其他人合作开展研究和评估项目，收集新数据，突出关注的问题，并衡量政策和政府举措的绩效，如协调世界卫生组织的立法。

第六节　俄罗斯

一、法律法规

俄罗斯联邦目前有 2000 多种职业安全与健康方面的法规、指令、卫生条约、国家标准等规范性法律文件，其中多数是由苏维埃社会主义共和国联盟各个部、国家委员会的其他权威机构制定的，至今仍然有效。

（一）法律

同中国一致，在俄罗斯《俄罗斯联邦宪法》具有最高效力，在职业安全与卫生领域，它规定“应保护人民的劳动和健康”（第 7 条），并规定“符合安全和卫生要求的劳动条件权”（第 37 条）。“官员隐瞒对人民生命和健康构成威胁的事实和情况应依照联邦法律承担责任”（第 41 条）。

《俄罗斯联邦劳动法》：根据国际劳工组织（Internation Labour Organization，ILO）官网上职业安全与卫生栏对俄罗斯联邦职业安全与卫生法律体系的说明，俄罗斯该体系的核心法律是 2001 年 12 月 30 号颁布的《俄罗斯联邦劳动法》。该法律旨在保障劳动权利和公民自由，以创造有利的工作条件，同时保护工人和雇主的权益。其基本原则之一就是确保每个工人享有公平的工作条件，包括符合职业安全卫生要求的工作条件。第 X 部分的 33 ～ 36 章节对职业安全与卫生做了详细规定。第 57 章则是明确了与劳动监察制度有关的基本权利和义务。由于原《俄罗斯联邦劳动法》颁布较早，许多规定已经过时，2006 年 10 月 6 日，俄罗斯联邦政府对《俄罗斯联邦劳动法》做了新的修改，在原《俄罗斯联邦劳动法》的基本内容未变化的基础上，总共修改了 300 多处，并增加了 13 项条款。新的《俄罗斯联邦劳动法》对于雇主拖欠工资、试用期问题、员工休假、自然人雇主的定义等问题进行了进一步说明以及补充。新《俄罗斯联邦劳动法》的生效不仅对劳动者，对于雇主来说也是个好消息。

《俄罗斯联邦劳动法》第五条规定，俄罗斯联邦劳资关系以及与其直接相关的其他关系受劳动立法的管制。这里的劳动立法（包括职业安全与卫生立法）包括《俄罗斯联邦劳动法》，联邦和联邦主体关于劳动的立法，以及包含劳动法律规范的总统颁布的法令，俄罗斯政府和联邦行政当局机构的条例，俄罗斯联邦主体行政权力机构的条例和地方自治机构的条例。

（二）法规

《劳动基本保护法》：俄联邦 1993 年 8 月颁布，“明确了工人保护自己健康的权利，还规定了无论在什么所有制经济形式下，雇主与工人的关系都是劳动关系。法律第 4 项规定，工人的权利包括：安全健康的工作条件；对引起职业事故、疾病或降低工作能力等有害因素有防护措施的工作场所；对职业损伤或职业病的赔偿；现存的职业危害或健康危险信息或雇主所采取的保护措施；由雇主提供的个人防护设备”。该法规于 1999 年 7 月重新修订，其还明确规定了：“国家对劳动保护实施管理；对遵守劳动保护法规的情况进行监督和检查；对工人在劳动保护方面合法权益的保护实行社会监督；对生产事故和职业病进行调查；国家对现代生产技术水平和劳动组织不能消除的重体力劳动和在有害或危险条件下作业的职工给予补偿；对劳动保护方面的各项措施给予拨款；为工人提供工伤事故和职业病社会保险，以保护工人、事故和职业病受害者及其家属的合法权利。”

卫生法规《人口法》：“俄罗斯的卫生法规包括 1992 年 4 月由联邦最高会议通过的《人口法》和有关规定。俄联邦的卫生法规为企业、新型机器设备、技术流程和原材料建立了卫生标准，还规定了现行规范和标准的实施方案。”《人口法》第 9 条对企业环境和工作环境进行了规定；第 4 章对违反俄联邦卫生法规的行为规定了不同程度的责任；第 5 章规定了国家卫生及流行病学监督的作用。

《工伤事故和职业病强制社会保险法》：1998 年 7 月颁布，旨在在市场经济条件下通过工伤保险有效防止事故的发生。2016 年 12 月 19 日通过的俄罗斯联邦第 419 号法律《关于工伤事故和职业病强制性社会保险的 2017 年和未来 2018 年及 2019 年的保险费率》，规定在 2017 年和 2018—2019 年的计划期间被保险人的相应保险费率，继续保持 2016 年的费率支付。因此，根据经济活动的风险分类，保持 32 类保险费率（0.2% ～ 8.5%）。以及对俄罗斯的所有残疾人组织及有残疾职工的雇主提供 60% 的工伤事故和职业病强制性社会保险费率优惠。

关于保护工人免受特定职业风险或危害的法律规定：《联邦农药和农用化学品安全处理法》《联邦人口辐射安全法》《联邦预防由人类免疫缺陷病毒导致疾病（HIV 感染）传播法》和《联邦消防安全法》。《俄罗斯行政违法法典》和《刑法》对违反有关职业安全与卫生的法律法规规定了适当的处罚。

关于规定、法令和条例：查询文献中没有给出特别明确的主次之分，在国际劳工组织官网上摘抄两则法令如下：2005 年 12 月 1 日第 713 号政府法令，批准按职业风险等级划分经济活动类型；2005 年 6 月 7 日第 360 号政府法令，批准 2005 年预防措施的部分资助规则，以减少工人的职业伤害和疾病（第 2377 号文本）。

（三）支持环境

职业卫生服务改革："2004 年，俄联邦对公共医疗领域的职业卫生服务进行了改革，一是在俄罗斯 7 个联邦区成立职业卫生中心。该中心的主要职责是协调以促进工作安全与健康为目标的州社会政策的实施，支持卫生与社会发展部内的计划（即联邦级的"劳动人口健康计划"），以实现健康生活方式养成、疾病预防、劳动人口保护、工伤患者康复等目的。二是发展地区与市级职业卫生中心网络，并将职业医学作为其组成部分。该类中心网络的主要职责是：协调与市级机构、公共卫生保健机构、国家职业卫生中心、社会保护机构、医疗和社会保险机构、雇主在工作安全方面的联合行动，协调和实施"工人健康保护计划"，并监测和控制其进展情况。此外，它们还将参加工作条件与工人健康的社会卫生监测，并分析其结果；推介促进工人健康的相关措施、工作中受伤的急救知识等；与国家职业卫生中心一起开展调查，并研究职业风险及其降低方法。三是在不同所有制形式的企业里设置职业卫生中心。要求雇主根据工人数量以独立或股份形式在企业里成立职业卫生中心，超过 2000 ～ 3000 名工人的企业必须提供职业卫生服务。职业卫生中心的运作必须独立于雇主，其资金来源主要有：雇主设立的基金、不同级别政府部门（联邦、区、市、工业部门等）的财政预算及其他非预算来源。该类中心的职责是在企业开展社会卫生监测、依法对工作环境中的有害与危险因素进行控制、对风险程度高的工种或岗位采取预防措施等。"

工人健康保护计划：俄联邦已经制定了联邦和地方各级工人健康的战略和运营计划。该计划应包括：国家概况；行动重点；目标和指标；行动；实施机制；人力和财力资源；监测，评估和更新；报告和问责制。该计划主要目标为在 2020 年之前保持俄罗斯工人的健康以及进一步改善。旨在改善健康，减少一般和职业发病率和伤害，减少因疾病导致的残疾和过早死亡，提高工作人口的预期寿命。具体内容概括起来为以下几点：批准国际指标，以评估工人健康保护的范畴；建立《俄罗斯工作人口健康状况的国家概况》；创建《国家职业病登记册》；制定计划以鼓励工作者健康的生活方式和在工作场所的健康改善。

国际合作项目：一是俄罗斯联邦劳工和就业局与爱沙尼亚共和国劳动监察处的合作备忘录。主要达成合作：劳动监察的运作、劳动监察的绩效评估、对解决工作场所安全和保护问题的现行做法的研究、监督方法和处罚、关于工作场所的安全的立法、监察员的主要职责（监察期间考虑的问题；方法 / 工作策略）、调查职业事故（负责人员；调查程序）、沟通策略（主要目标，目标受众以及如何影响他们；反馈）、引入新的信息技术（电子数据库；数据门户）、与媒体的互动（互动程序；待讨论的问题）。二是 2015—2017 年俄罗斯联邦劳工和社会保护部、联邦劳工和就业局与法兰西共和国劳工、就业、职业培训和社会对话部门合作方案。主要落实：劳动监察员工的培训，再培训和激励制度；劳动监察部门实施的人事政策；提高劳动力流动性的方案，包括使用信息技术；推广网站；"公开的劳动监察" 模式及其组成部分；进一步发展的前景；劳动监察的运作（角色，优先事项，资源，方法和合作伙伴）。

类似地，俄罗斯与其他多个国家劳动或就业部门进行了合作。包括：俄罗斯联邦劳工和就业局与德意志联邦共和国联邦就业局之间的合作方案；俄罗斯联邦劳工和就业事务局与挪威劳工与福利理事会之间的劳工市场合作议定书；俄罗斯联邦劳工和就业事务局与吉尔吉斯斯坦劳工、就业和移民部合作议定书；俄罗斯联邦劳工和就业事务局与蒙古特别视察局之间合作议定书等。

二、组织机构

俄罗斯职业卫生安全体系中的机构并没有像中国一样按照不同的职能（如预防；诊断、治疗、康复；保障；工人权益维护）进行明确的分工。

俄罗斯的职业健康事务由俄罗斯卫生部负责，而职业安全事务则由俄罗斯劳工和社会发展部负责。但俄罗斯的其他部门都设立了职业健康安全处，负责对各部门的职业健康安全情况进行数据统计，以及和俄罗斯卫生部和俄罗斯劳工和社会发展部的职业健康安全活动进行协调。

俄罗斯劳工和社会发展部负责职业安全与卫生领域的政策制定以及实施。联邦劳工及就业服务局是该部门的执行机构。

国家劳动保护和劳动法规监察：以前，劳动法规和劳动保护监察是工会的监察机构的职能。鉴于工会是民间组织，不应承担政府职能，故以上职能已移交给俄罗斯联邦劳动监察局。

联邦劳动监察局："俄罗斯政府于 1999 年明确规定，在劳动和社会发展部内设立国家劳动保护和劳动法规监察司，亦称联邦劳动监察局。联邦劳动监察局实行垂直管理，下设 89 个俄联邦主体和各地区间国家劳动监察局，共同履行国家监察和检查职能。”其主要职能为:规定和保护劳工权利和自由,包括享有安全劳动条件的权利;对《劳动法》和其他法律法规(包含雇主的劳工法规)的实施情况进行监督;向雇主和雇员提供信息,以确保《劳动法》和其他法律(包括劳动条例)最有效的实施;向各州机构通报违法的侵权行为,活动(不作为)或滥用职权的行为。在履行其权利和义务时,州劳动监察员是国家的授权代表,因此受国家保护,独立于国家机构及其官员行事,仅遵守俄罗斯联邦宪法,联邦法律和其他法律行为。

其他监察机构:“俄罗斯目前实施劳动法和劳动保护基本法监察的国家机构是联邦矿山和工业监察局、联邦劳动监察局、国家动力监察局和国家原子能监察局。实施健康监察的机构是俄联邦国家卫生与流行病学监察部。”

俄联邦工业和矿山监察局:“俄罗斯政府于2001年对俄联邦工业和矿山监察局进行了改组,赋予它在工业和矿山安全管理方面更大的权力,其主要任务是:监督有关工业安全立法的执行情况和提出改善措施;通过对高危行业颁发许可证来对生产安全进行管理和监督;制定防范生产事故的措施;参与安全生产的科研工作。该局从2004年4月起改名为联邦技术监察局,划归为俄罗斯工业和动力部。”

国家卫生与流行病学监察司:又称国家卫生与流行病学监察部,是实施卫生与流行病学监察的部门。

职业卫生中心:2004年,俄联邦对公共医疗领域的职业卫生服务进行了改革,一是在俄罗斯7个联邦区成立职业卫生中心;二是发展地区与市级职业卫生中心网络,并将职业医学作为其组成部分。通过改进职业卫生相关的公共医疗服务,为工伤和职业病患者提供更完善的康复服务。俄罗斯目前有92个职业病中心,负责职业病患者的治疗。

俄联邦国家动力监察局:负责国家动力监察和国家原子能监察,实施对电力和热动力设备的技术状况和安全运行情况,以及各企业和社会团体合理和有效利用电能和热能情况进行监察。俄联邦国家原子能监察局负责组织和实施对日常和国防用的原子能、核材料、放射性物质及其制品的生产、加工和利用的安全性进行检查和调控,以保证原子能和放射性危险企业的工作人员和周围居民的安全。联邦国家原子能监察局现已划归工业和动力部管辖。

三、预防性措施

(一)企业方面

俄联邦矿山和工业监察局目前通过建立安全证书制度,加强对企业的监督。对高危生产企业实行单独注册，只有获得安全许可证才能进行生产。同时，还对企业安全生产情况进行定期和不定期检查，通过颁发、中止和收回许可证来进行管理和督促。

俄联邦国家原子能监察局负责组织和实施对日常和国防用的原子能、核材料、放射性物质及其制品的生产、加工和利用的安全性进行检查和调控，以保证原子能和放射性危险企业的工作人员和周围居民的安全。

对工作场所的评估:《劳动法》和其他劳动法案规定雇主有责任确保对每个工作场所的工作条件进行特殊评估，以确定职业风险和危害，并采取措施使劳动条件符合国家职业安全与卫生法律和法规（不包括家庭工人，远程工人和已经存在其他雇佣关系的工人）。

职业事故登记和调查：雇主有责任调查和记录职业事故。雇主必须立即设立一个委员会，该委员会应至少包括 3 人。该委员会必须包括雇主，职业安全与卫生代表和工会代表的代表。在某些情况下，国家劳工检察官和行政当局的代表应列入委员会。职业事故登记簿的结构和内容要求由俄罗斯联邦劳动和社会发展部制定。雇主还需要建立一个委员会来调查员工职业病的情况与原因，并确保其工作。该委员会应包括雇主代表，职业安全专家，卫生机构代表和工会代表。

（二）工人方面

防疫：国家卫生与流行病学监察部在各地各地区设置卫生防疫监察中心，监察该地区的卫生防疫工作，确保卫生防疫到位。

体检：根据劳动法和其他联邦条例：雇主有责任在雇佣工人时自费组织强制性入职前体检以及在工人就业期间组织定期体检。并且在体检期间，保留工人的工作岗位并支付工资。员工工作艰苦或者在有害和 / 或危险条件（包括在地下工作）下工作，或者从事与交通相关的工作时，必须由雇主出资进行入职前体检（在入职前）和定期（21 岁以下的每年）体检（调查），以确定他们是否适合从事相应的工作并预防职业病的发生。如医嘱有需要，上述员工也应该接受紧急医疗检查（调查）。

在食品工业企业，公共饮食和贸易，自来水厂，治疗和预防疾病和儿童机构以及其他一些组织工作的员工应该进行上述体检（调查），其中包括人口健康保护和预防疾病的发生和传播。

需要进行入职前和定期体检（调查）的有害和 / 或危险的工业因素和各种工作，以及其中涉及的程序在俄罗斯联邦政府法定命令中批准的规范性法案中都予以规定。如有必要，个别企业可根据当地政府机构的决定，引入员工体检（调查）的附加条款和适应证。

俄罗斯联邦的联邦法律和其他规范性法案会规定某些特定的员工有义务进行化学毒理学研究，以确定是否存在药物，精神药物及其代谢物。

从事某些特定工作活动的员工，包括与危险源（有害物质和不利工业因素）有关的工作，以及在危险条件下工作的员工，五年内至少进行一次强制性精神病检查。

个人防护装备：雇主有责任为在有害或危险的劳动条件下工作的工人，以及在特定温度或污染环境中工作的工人，出资购买特殊工作服，靴子和其他个人防护设备以及冲洗和中和的物质。雇主必须出资负责特殊工作服，特殊鞋和其他个人防护装备的储存，清洗，烘干，修理和更换。

（三）职业病工人信息登记体系

通过登记病人的年纪，性别，工作时间，职业，职业危险因素，职业病的类型以及严重性对职业病的发病率进行深度分析，以达到以下几个方面的目标：循证医学，为临床职业病的诊断与治疗提供基础；为医疗保健标准提供参考；严密观察职业病的进展与结果；提高定期体检的质量与效率；完善医疗体系，包括职业病健康服务；完善职业风险管理制度；获得关于工人社会保护措施的风险与确认的信息。

关于职业病信息的记录、报告与分析：2016 年 Bukhtiyarow 等人的《职业伤害是职业风险的一项指标》中在谈到俄罗斯联邦职业伤害（occupationalinjuries）的记录和分析时提到，1925 年出台的《关于事故的记录》中说道："无论员工和雇员的数目多少，雇主都有义务在事故发生的 48 小时内，向劳动监察员告知事故（涉及死亡或者雇员失去工作能力一天及以上）始末"。违反该法案的雇主将承担法律责任。

2013 年的一篇论文指出，俄罗斯联邦卫生部的国家卫生流行病学服务（Gossanepidnadzor，现为 Rospotrebnadzor）主要负责职业病登记信息的收集。Rospotrebnadzor 的联邦中心对俄罗斯的职业病信息进行分析，编制年度报告并发布新闻通信。但是，公布出的信息并未针对俄罗斯的不同地区，不同经济部门以及不同职业提供详细的信息。不同类型的职业病和毒物仅以比例的形式呈现。而且公告中经常出现方法和统计错误。Rospotrebnadzor 中心与首先建立职业病诊断并进行患者监察的治疗和预防机构之间没有合作。该论文也对这样的现象作出了批判。同时，该论文指出，尽管职业环境在恶化，但是官方的数据却显示职业病的患病率在日益下降。这可能的原因有：缺少或者低质量的预防性的工人体检；为了减少保险费用以及避免改善工作环境和提供医疗服务带来的费用，雇主不愿意检查职业病；医疗体检人员工作疏忽，特别是当雇主和病人医疗机构长期合作时；工人倾向于隐藏疾病的早期症状，担心会影响他们继续工作的能力而且后期确诊之后的检查费用会给家庭带来一大笔负担；劳动保护立法不完善等原因。

但是这只是 2013 年的现象，很多文献中也提到了关于俄罗斯近些年加强劳动法规执法，职业病补偿性措施转化为预防性措施等改善性提议，因此目前俄罗斯的劳动保护体系应该还在完善当中。

综上收集的各方信息，笔者认为俄罗斯的职业病信息的记录主要由员工和雇主记录（2016 年的论文提到了特定法案的推行会鼓励员工记录即使是很小的职业伤害，因此该年职业伤害的比率大幅度提高），上文中企业方面的职业事故登记和调查中也提到了，雇主有责任调查和记录职业事故。雇主必须立即设立一个委员会，该委员会应至少包括 3 人。该委员会必须包括雇主，职业安全与卫生代表和工会代表。在某些情况下，国家劳工监察官和行政当局的代表应列入委员会。职业事故登记簿的结构和内容要求由俄罗斯联邦劳动和社会发展部制定。雇主还需要建立一个委员会来调查员工职业病的情况与原因，并确保其工作。该委员会应包括雇主代表、职业安全专家、卫生机构代表和工会代表。由雇主成立的委员会报告给劳动监察员（这之中可能会由于利害关系存在着隐瞒的情况，但是俄罗斯目前也在完善立法与执法，隐瞒的惩罚力度也加大了），监察员将信息上报给各监察部门，俄罗斯联邦卫生部的国家卫生流行病学服务（Rospotrebnadzor）收集这些信息并进行分析，编制年度报告并发布新闻通信。

另一篇关于职业事故的文章提到，根据目前的立法，对职业事故的调查是由雇主组成的委员会进行的，该委员会显然处于利益冲突地位。劳动监察员有义务仅调查"具有严重后果的案件"，这占所有职业事故的 20% 不到。2006 年，俄罗斯联邦每 1000 名雇主中约有一名劳动监察员，大多数雇主被视察的频率很低，通常平均 10 年也不会超过一次。而且监察员监察的效率和质量很低。在俄罗斯，没有切实可行的方法来确保雇主遵守劳动立法。在这种情况下，很难让人信任职业事故的官方统计数据，包括涉及死亡的事故数据。

在俄罗斯联邦，3 个联邦组织负责记录和分析职业事故：联邦劳动监察局（Rostrud），联邦国家统计局（Rosstat）和联邦社会保险基金（FSS）。这些联邦组织报告的职业事故统计数据彼此不同，因为它们使用不同的方法。Rostrud 处理所有职业事故相关的数据，Rosstat 使用抽样调查记录一些经济部门中的职业事故数据，该数据覆盖 25% ～ 30% 的劳动力。FSS 仅考虑已被官方认可为纳入保险范围的职业事故。

其他联邦机构对职业事故（包括涉及死亡的）的统计数据给出了的“调整”。俄罗斯国家消防局独立调查火灾事故。工作场所的火灾可能会或可能不会被视为职业事故，而且一些火灾造成的死亡不会被报告为致命的职业事故。俄罗斯国家交通安全监察局主要负责调查交通事故，但并没有区分职业和非职业交通事故。尽管卫生保健系统通常报告普通疾病的死亡结果，但是卫生保健和社会发展部在其官方统计中并没有涵盖职业病的死亡数据。

（四）政策方面

关于加强《劳动法》和包括劳动法规的其他法令的执行的构想（2015—2020）：于 2015 年 6 月 5 日由俄罗斯联邦政府在俄罗斯联邦劳工和就业服务局官网上发布的一项法令。该构想旨在加强劳动法规的执法，该构想主要包括 6 个部分：执行该构想的必要性以及先决条件；目标与任务；指导方案（系统性的措施）；联邦各主体在落实构想中的措施参与；落实该构想的激励机制；落实该构想的预期结果。该构想主要强调的就是加强劳动法令的执行以及减少对于劳动法规的违反。主要从加强联邦监督，激励雇主方，加强联邦、雇主方以及雇员之间的合作等方面进行，提出了相应的目标以及方案等。

四、救济性措施

（一）职业病诊断

要想了解职业病的诊断，先了解一下俄罗斯的主要职业卫生服务模式。《俄罗斯的劳动法规和职业卫生服务模式》中提到，“俄联邦法律规定：超过 4000 人的大型企业和有 2000 人以上的化工、石油化工、采矿、采石工业应设有职业卫生服务部门；超过 800 人的企业，必须有一名职业卫生医师和一名职业卫生护士；在 300 ～ 800 人的企业中，需配备一名职业卫生护士。规模大的企业常常建有自己的医院，设有住院部，门诊，职业病护理部和药房。它们的服务范围可以“对内”（只为本企业人员服务），也可以“对外”（为工人家属和附近居民服务）。医院的诊所等公共医疗系统会为小型企业提供职业卫生服务，如指派一名职业卫生医师为工人进行健康检查。”

下文也提到,俄罗斯目前设有 92 个职业病中心,主要负责职业病的治疗,虽然没有找到具体关于该中心的职能,但笔者认为该中心也能够担任职业病的诊断的角色。

在一篇关于俄罗斯 Murmansk Oblast(MO)地区煤矿工人的职业健康评测情况的论文中,作者提到有一个科拉职业卫生研究实验室(Kola Research Laboratory for Occupational Health, KRLOH),是俄罗斯圣彼得堡西北公共卫生研究中心的科拉半岛的分支。KRLOH 是负责 MO 地区的工人的工作环境以及健康的中心。该实验室还有门诊和住院诊所,员工包含专业是职业卫生的医师。MO 地区的煤矿工人会在 KRLOH 接受体检(包括实验室检查和由器官医师和职业医学医师进行的临床检查)。KRLOH 和市医院的专家在诊断和治疗方面合作紧密,也可以将工人转到当地的疗养院。KRLOH 也会派遣专业员工和设备去邻近的工业小镇进行定期的检查。其健康数据会上报给联邦数据服务处和国家卫生流行病学服务中心。

文中还提到,除了 KRLOH 外,一些地区的市医院也会被授权进行工人常规的医学检查,包括最先的医学检查和定期的体检。如果市医院没有符合法律要求的医师团队,其必须从其他有资格的机构邀请专家来进行检查。在市医院做检查的工人也要至少每五年去 KRLOH 做检查。

文中还提到,一个疾病被诊断为职业病要满足以下几项条件:①该疾病必须在目录内;②疾病暴露(exposure)必须在工作环境内存在;③该暴露必须与疾病存在被认可的因果关系;④经过一段时间该暴露后必须可以导致疾病的发生。这些条件是否符合将由特定的职业医学机构判断,比如KRLOH。一旦被判定为职业病,工人可以向政府申请补偿,有个人保险也可以申请补偿。是否给予补偿是由当地的特殊医学社会委员会 MSEK 决定的。如果补偿被否决,可以向当地提出再判定,或者向更高级的 MSEK 投诉(莫斯科或圣彼得堡)。

因此,可以看出在俄罗斯,工人的健康检查以及职业病的诊断主要是由企业职业卫生服务部门或医院或职业病中心,或者当地的公共卫生研究中心分支(类比 KRLOH),以及获得授权的市医院(拥有相应的有资质的职业卫生医师)的职业卫生医师,或其他机构中有资质的职业卫生专家来进行的。被确诊为职业病后,雇员可向政府以及个人保险商申请补偿,由 MSEK 决定是否应该给予补偿。

(二)职业病确诊后其他补救措施(保险除外)

以煤矿工人为例,诊断为职业病后,雇员将会更早地退休以及有更高的抚恤金,但抚恤金不会多于一个正常煤矿工人的工资,尤其在其工作环境比较危险时。职业病一旦诊断后,工人可以接受免费的治疗,以及免费的疗养院疗养。如果职业病仍在早期阶段,工人可接受早期介入治疗防止病情进展。

(三)关于保险

1997 年 7 月颁布的《危险生产项目工业安全法》规定,危险生产企业要参加强制性伤害责任保险。同月重新修订的《俄罗斯劳动保护基本法》明确规定,国家对现代生产技术水平和劳动组织不能消除的重体力劳动和在有害或危险条件下作业的职工给予补偿;为工人提供工伤事故和职业病社会保险,以保护工人、事故和职业病受害者及其家属的权利。

1998 年 7 月颁布《工伤事故和职业病强制社会保险法》以及危险生产企业强制性工伤和职业病保险规定,为全体从业人员(即指在所有经济部分工作的人员,临时工除外)提供工伤和职业病保险。工伤范围包括执行管理人员交办的任务、例行工作或从事对本单位有益的工作而发生的人身伤害。在工作场所发生的伤害,不管是否在休息时间,包括上下班途中交通事故,也都属于工伤。职业病病种由主管部门确定。

工伤和职业病保险对符合条件的雇员提供相应的工伤收入替代待遇,具体补偿标准为:暂时性丧失劳动能力从工伤第 1 天起享受工伤津贴待遇,标准相当于原工资水平,此待遇最高可以享受 4 个月。受伤津贴待遇期满后,仍没有恢复劳动能力的,需要进行劳动能力鉴定,分为 3 级:1 级为完全丧失劳动能力,并需要长期护理;2 级为大部分丧失劳动能力;3 级为部分丧失劳动能力。伤残待遇标准从 3 级享受伤前工资的 65% 到 1 级的 100%。1 级伤残需要护理的或 1、2 级伤残且有受供养家属的可享受附加伤残津贴。若雇员因工伤死亡,受死者供养的配偶如果不能工作或者有需要抚养的子女,可以享受遗属年金。遗属年金的标准相当于死者工资的 65% ～ 100%,死者所从事的工作危险性越高,遗属年金比例越高。

《劳动法》还规定如果发生工作场所事故,雇主有义务立即安排对受害者的急救,并在必要时将其送到医疗机构。

此外,工伤雇员还可享受一定的医疗待遇和职业康复。不管是受伤还是疾病,雇主都必须提供医疗护理。经劳动能力鉴定委员会鉴定后,建议雇主安排适当工作或禁忌安排某种工作。雇主通常也按照委员会的建议对工伤人员进行培训,并安排工作。对于 3 级以上的工伤残疾人,政府负有为其安排合适工作的责任。

五、科研、教育、培训

俄罗斯职业卫生安全的相关科研工作主要由俄罗斯国家职业卫生中心承担,该机构的主要职责是协调州一级的研究、教育、宣传等活动,重点关注的领域为劳动人口的健康保护、工作安全、残疾人康复等。

俄联邦各部门的工业安全与健康法规规定了对不同的工业生产流程、不同工种及特种设备的要求。各个部门还为各自所在行业领域编制安全健康指南、使用指导教材和技术标准。此外,俄联邦还发布了强制雇主在厂内进行安全与健康培训、强制工人遵守安全规定等安全指令。

2001 年修订的俄联邦劳动法规定,所有雇员,包括各机构的领导及雇主均须接受职业安全训练,并须接受职业安全训练及职业安全知识测试。培训包括介绍性培训、初级培训、二级培训、计划外培训和针对性培训。职业卫生安全的相关培训教育工作主要由雇主或工作单位承担。企业或工作单位中需要有职业安全和健康服务 / 专家负责履行职业安全及教育职能。若没有相关专家,则职业安全和教育职能必须由雇主、雇主授权的雇员或雇主请来的专家或下属人员履行。该法律同时规定工人有责任遵守安全与健康法规、参加职业安全健康培训、正确维护和使用个人或集体防护用品、接受消防训练等。

为了更好地进行职业卫生安全工作,某些企业或工作单位会根据雇主(或其代表)和雇员(或其代表)的意愿设立职业安全委员会。该委员会可协助用人单位组织职业安全培训及职业安全知识考核活动。

关于职业病医学(occupational medicine,OM)的培训,Radon 等人在对比研究中谈到,俄罗斯一些大学在本科阶段就会开设 OM 相关的医学培训,研究生阶段也有关于 OM 的专业,同时也存在着研究生阶段的 OM 的护理培训。

第七节　韩国

一、历史发展

韩国职业卫生安全管理的历史发展可以被分为 5 个阶段:零基础阶段,快速发展阶段,停滞阶段,重启阶段和起飞阶段。

零基础阶段是从 1945 年到 20 世纪 50 年代。1946 年美国军政府发布两条劳工保护法律，即《最大工作时长法》和《童工保护法》。1948 年，隶属于社会事务部的劳工局成立，掌管着劳工管理事务。1953 年第一部劳工法《劳动基准法》发布，其第 6 章“安全与卫生”规定，雇主应遵循关于机器、设备和工作环境标准的法律来降低工业事故的风险。在 1955 年，社会事务部与卫生事务部合并为卫生与社会事务部，下设劳工局，而标准部下设工业安全与卫生局。在这一阶段，虽然《劳动基准法》规定多于 16 雇员的工作场所应该进行体检，但由于缺乏明确的实施细则，直到 1956 年才实施体检。初次体检在 305 处多于 50 名雇员的工作场所进行，两年后的 1958 年则要求多于 30 名雇员的工作场所要进行体检。体检发现和报告了尘肺和噪声所致的听力损伤等职业病。尽管《劳动基准法》的颁布具有前瞻性，实际上并没有许多工作场所实施法律的规定。

20 世纪 60 年代职业卫生安全管理开始出现并快速发展。在这一阶段，韩国开始工业化的进程，劳动密集型企业和发达国家的重污染企业带来了恶劣的工作环境，威胁劳工的安全和健康。1961 年，韩国劳动组合总联盟成立，但工会一直受到政府政策的压制和限制。1963 年劳工局被提升为劳工总局。1966 年，劳动总局下设职业安全部，管理职业安全与卫生事务。而在 1961 年，《工人健康保护实施细则》的颁布标志着韩国职业卫生计划的开始。1962 年，《工人健康保护管理条例》公布。1963 年《采矿安全法》与《工业事故赔偿保险条例》颁布。1964 年《工业事故赔偿保险条例实施令》颁布。1965 年，社会事务部发布关于职业安全与卫生委员会的规定，这一委员会的成立旨在控制和调查卫生与安全问题，由同等数量的劳工与管理人员组成。1963 年，韩国职业卫生协会（KIHA）成立。1962 年，天主教医科大学附属的职业医学机构，协同韩国国家肺结核协会（KNTA），向卫生与社会事务部提交体检计划并获得批准，于 1963 年对多于 30 人的工作场所进行体检，目的是寻找肺结核病例。在这一阶段，劳工的工作环境恶劣，害怕因被发现患职业病而失去工作，雇主不愿在劳工的健康上投入，政府追求经济发展而不顾职业病的预防，并遮掩有关职业病情况的消极报告。于是，医生群体对职业病的问题报以关注和担忧，组织进行了全国大型的体检以筛查职业病例。

20 世纪 70 年代为韩国职业卫生管理的停滞期。在这一阶段，工业结构从出口导向型轻工业开始向重化工业结构转变，在其他发达国家被禁止的化工厂转移到韩国进行生产。在 1972 年，工人体检分为春季进行的一般体检和秋季的特殊体检，特殊体检针对的是暴露于职业危险的工人。1973 年劳工总局成立工作环境测评室。1975年,由于每年两次的体检对工人来说不方便,而且体检结果难以相关联,于是两次体检改为同时进行。1975年,《劳动基准法》的实施令进行了修订,多于5人的工作场所需要进行体检。1977年进行体检的工作场所比1975年翻了一番,进行体检的人数是之前的1.5倍。可以说在70年代,KIHA进行了所有的职业卫生活动。KIHA进行调查,撰写了诸如《对职业卫生人员关于职业病的说明》和《工作环境管理》这样的报告,还对健康管理人员进行了教育和培训。KIHA出版了许多期刊并主办国际学术会议来促进韩国职业卫生的发展。

20世纪80年代初至80年代中期为职业卫生管理的重启阶段。韩国重化工业逐渐成熟,而落后的职业安全与卫生开始影响企业发展,工业事故与职业病开始成为一个社会问题。而执政的军事政府采取明确的措施继续打压工会。1981年,劳工总局提升为劳工部,解决职业安全和卫生问题。劳工部取《劳动基准法》中有关职业安全与卫生的条例,颁布《职业安全卫生法》。这一举措对职业卫生领域意义重大,跟随了由发达国家带动的国际趋势,而且军事政权正需要新的政策来安抚舆论。1982年,《职业安全卫生法实施令》和《职业安全卫生法实施条例》接连发布,明确指出雇主需要采取的有关职业安全卫生的措施。进行危险工作的劳工被分为50种危险因素类别,每种类别需要进行第一和第二次特殊体检。也就是说,在危险环境工作的劳工必须要进行多于一次特殊体检。1982年,特殊体检协会理事会成立,规范了特殊体检的地点、费用、流程和技术。1984年,《尘肺法》通过,不但促进了疾病的预防和治疗,还为受影响的工人提供金钱上的补偿。在六个主要城市设立了地区劳工局,其下设立39个地区劳工办公室,并设置了职业安全部门来监管职业安全和卫生事务。1987年,韩国职业安全机构(KISC)成立,为的是促进为工人创造健康和安全的工作环境,改进雇主的事故预防措施。一部分国家劳动科学研究所的职责转移到KISC上。在这一阶段,政府试图在推进《职业安全卫生法》的同时打压工人运动,但由于缺乏强制手段,结果不尽如人意。

20世纪80年代初到90年代为职业安全管理的起飞阶段。1987年的"6.29"民主宣言后,韩国开始了快速的民主化,劳工的不满爆发,工会和医学领域要求职业安全与卫生的改革,反对政府的信息封锁,想要参与到职业卫生管理之中,有拒绝危险工作的权利。工会积极参与到职业安全和卫生事务中,而这原先是由企业主导。劳工也对政府的职业安全卫生政策制定产生更大的影响。1989年,政府成立职业安全局来监管职业安全与卫生事务。1990年,政府顺应社会和劳工的要求改革《职业安全卫生法》,保证该法将成为一部独立的法律,所有职业安全卫生方面的裁决都要依据这一法律。同年七月该法的实施令和实施细则出台。医疗机构必须要将体检结果通知被检查者,并在将体检结构递交给雇主时要附加一张工人个人表格。1991 年政府启动职业病防治总体规划,其首要目标是预防职业病和加强雇主的责任感,灌输工人健康与生产能力直接相关的理念。1992 年,劳工部下设职业卫生部门来监管工作环境管理事务。1995 年政府第二次修改《职业安全卫生法》,启动职业安全卫生顾问计划。1996 年《职业安全卫生法》第三次修改,加大了对违法雇主的处罚力度。1997 年,劳工部发布《视觉显示终端作业者指南》来应对突然增加的肌肉骨骼疾病。政府还推行了三年(1997—1999 年)职业安全促进计划来降低职业事故发生率,目标是在 2000 年将职业事故发生率降低到 0.5%。而特殊体检改革委员会在 1997 年 12 月发布特殊体检改革最终草案。

二、法律法规

宪法为基础,下面是《职业安全卫生法》,是韩国职业卫生安全体系最重要的法律,由议会通过。总统通过《职业安全卫生法实施令》,雇佣劳动部则负责 4 项部门法规。同时也有各种技术指导和工作环境标准等行政法规。与职业卫生相关的法律还有《劳动基准法》《尘肺病预防及尘肺病罹患工人保护法》《工业事故赔偿保险条例》《韩国职业安全卫生法人机构法案》等。

现有的法律:

1997 年《劳动基准法》

1997 年《劳动基准法实施令》

1990 年《职业安全卫生法》

1990 年《职业安全健康法实施令》

1984 年《尘肺病预防及尘肺病罹患工人保护法》

1963 年《工业事故赔偿保险条例》

1964 年《工业事故赔偿保险条例实施令》

部门规章:

1982 年《职业安全健康法实施细则》

2011 年《职业安全健康标准当地规则》

三、组织机构

（一）政府机构

韩国职业卫生安全体系相关的政府机构有韩国职业安全法人机构（Korea Occupational Safety & Health Agency，KOSHA）、韩国雇佣劳动部（Ministry of Employment and Labor，MOEL）和韩国职工补偿与福利服务机构（Korea Workers' Compensation & Welfare Service，COMWEL）。KOSHA 和 COMWEL 都是隶属于 MOEL 的机构。KOSHA 由《韩国职业安全卫生法人机构法案》设立，成立于 1987 年，主要功能是为雇主与雇员提供技术、经济支持和教育、培训、科研等。在职业卫生方面 COMWEL 则负责工伤赔偿等事项。

KOSHA 将各种促进职业卫生的措施按行业划分，有针对制造业、建筑业、服务业及一般行业的各项计划和举措，还有重大事故的预防。KOSHA 规定企业须进行定期的安全检查，进行安全认证，比方说 KOSHA 18001 和 S mark。Safety Culture 展示了由 KOSHA 负责或合作的各项促进职业卫生安全的运动，如零事故活动、安全检查日等。KOSHA 还通过户外广告牌、职业安全卫生首尔宣言纪念堂宣传职业卫生安全文化。

职业安全卫生研究所（Occupational Safety and Health Research Institute，OSHRI）是 KOSHA 下属的研究机构，为职业卫生安全提供技术支持。其科研活动关注安全卫生政策、安全工程学、职业卫生、工作环境和化学品危害等方面，并为雇主雇员提供专业服务。

1. 韩国职业安全法人机构（Korea Occupational Safety and Health Agency，KOSHA） KOSHA 是韩国一家负责保护韩国人健康和韩国工人的安全机构，是一家公设法人机构。

韩国职业安全卫生法人机构法案在 20 世纪 80 年代末向公众发布。1986 年，该法案被韩国劳动部通过成立，韩国劳动部是韩国职业安全卫生法人机构的主管机构。从那时起，该机构一直为韩国民众在职业安全和健康的工作场所中起到重要的作用。

该机构于 1987 年成立，原名为“韩国职业安全机构”（Korea Industrial Safety Cooperation，KISCO），于 2000 年正名为“韩国职业安全卫生法人机构”（Korea Occupational Safety and Health Agency，KOSHA）确立其行政法人地位，以利用职灾保险体系推动职灾预防工作。

2. 韩国雇佣劳动部（Ministry of Employment and Labor，MOEL） MOEL是大韩民国国家行政机关之一，部门首长称劳动部部长，同时被任命为国务委员。职责为劳动条件的标准、劳资关系的调整、工会的指导、生产安全保险、劳工福利、就业政策、就业平等及劳动保险、职业培训、产业灾害补偿保险及其他相关事务。

3. 韩国职工补偿与福利服务机构（Korea Workers' Compensation & welfare Service，COMWEL） COMWEL是韩国唯一负责工伤赔偿的机构，是1个隶属于韩国就业与劳工部的公共非营利机构。其主要业务包括工伤保险、失业保险、为工人提供医疗和职业康复服务以及工人福利服务（如养老金计划、信用担保、低息贷款、帮助就业）等。

《工业事故赔偿保险法》(Industrial Accident Compensation Insurance Act，IACI)，依据该法设立了韩国职工补偿与福利服务机构，该机构负责韩国全国的工伤和职业病保险赔偿工作，同时负责收集工伤赔偿数据的收集。

4. 工会 韩国劳动组合总联盟（Federation of Korean Trade Unions，FKTU）和韩国全国民主劳动组合总联盟（Korean Confederation of Trade Unions，KCTU）。

FKTU简称“韩劳总”，成立于1946年，现有会员人数近100万，下属26个全国性产业工会，有16个地域本部和52个地域支部，有3200个企业工会，主要会员来自中小型企业，但也覆盖LG、三星等大型企业。韩劳总是韩国历史最长、会员人数最多的全国性总工会，目前与韩国全国民主劳动组合总联盟（简称“民主劳总”）并列为韩国两大全国性工会中心。

韩劳总坚持政治上的独立性，不明确支持任何政党组织。韩劳总在组织结构上采取各产业全国性工会组织联合加盟的形式，各产业加盟工会的主要职责是通过集体协商签订集体合同和进行工资协商签订工资协议，强调只有在达不成协议时才能组织会员罢工。在工会斗争理念和方式上，韩劳总主张建立和谐的劳资关系，呼吁劳资双方共同努力，主张劳资分享企业经营发展成果，强调劳资双方的协调与合作，主张通过劳资谈判、协商解决分歧。

KCTU简称“民主劳总”，成立于1995年，1998年获得承认，成为合法的工会组织。民主劳总前身成立于1990年的“全国工会理事会”。民主劳总现有会员68万，与韩劳总并列为韩国两大全国性工会组织。

劳总政治上独立于政党和政府，在斗争理念上强调劳资对立，认为工人与资本家的利益斗争是不可调和的，工人的权利只有通过斗争来争取，主张对抗与斗争。民主劳总主张企业工会多元化，要求在一个企业允许建立多个工会组织，同时主张解除工会参与政治活动的禁令，禁止政府介入工会活动等。2011 年 7 月，韩国政府通过修订《工会法》和《劳动关系法》，允许在同一企业设立两个以上的工会，并规定全职工会干部的工资不再由企业负担。

民主劳总参加国际工联，积极参与地区和国际工运事务。

劳总现任委员长金泳贤。该会总部在首尔。

（二）民间组织

1. 韩国职业卫生协会（Korean Industrial Hygiene Association，KIHA） KIHA 于 1990 年成立，现有组织超过 400 位会员，其中来自政府体系和顾问公司约占 67.5%，学术界约占 18.9%；该协会以成为亚洲职卫领航者为使命，除发行 Korean Society of Occupational and Environmental Hygiene 季刊、持续办理国际性教育训练及承接研究计划外，分别于各年度冬季与夏季就时事议题举办大型国际研讨会议。

2. 国际声援韩国国际团结协会（Korean House for International Solidarity，KHIS）（或韩国国际团结之家） 2000 年成立致力处理与商业有关的人权问题，透过实地研究考察、调解和申诉机制，监督和解决韩国公司的侵权行为。为“亚洲论坛（FORUM-ASIA）”成员之一。

3. 工人健康团结（Solidarity for Worker`s Health，SWH） 由劳工、医疗保健及法律专业人员合作于 2001 年创办，倡导劳动者职场健康、安全及职业伤病预防等议题，致力保护弱势劳工、妇女及农民，并积极提出对劳动者相关补偿法令的改革建议。

4. 韩国公共利益与人权律师协会（Korean Lawyers for Public Interest and Human Rights，KLPH） 2012 年 2 月由韩国首尔六名律师创办，目前组织共 9 名律师和 2 名工作人员组成，透过法律诉讼、立法倡导和教育等方式，致力于人权保护，具体领域包含残疾、性别认同（SOGI），商业人权及集会自由等。

四、其他支持环境

1. 韩国化学品控制法案：是关于化学物质注册、评估的法规，由国会通过。

2. 法规、部门规章：全球化学品统一分类和标签制度，是关于化学物质和材料的分类、标签和安全数据册的标准。

3. 韩国国家化学品信息系统。

4. 零事故报告活动　KOSHA 全权负责的运动，目的是通过每个工作者的参与，创造安全健康的工作环境。

5. 安全检查日　每月 4 号，目的是鼓励每个人都积极地参与到构建安全环境的活动中。

第八节　新加坡

一、法律法规

新加坡的劳动法律包括《雇员法》《工厂安全卫生法》《外国劳力雇佣法》《中央公积金法》《退休和返聘法》。《工厂安全卫生法》是职业安全健康体系最主要的法律。

二、组织机构

职业卫生相关的管理、监管工作由新加坡人力部（Ministry of Manpower，MOM）负责，该部门的前身是新加坡劳动部（Ministry of Labour），于 1998 年改为现在的名称。新加坡人力部（缩写为 MOM，下同）提出的愿景为“A Great Workforce.”，其任务是促进劳动力的产出和劳动场所的进步，使新加坡人拥有更好的工作和安全的退休生活。四条价值观是：以人为本、专业化、团队协作、追求进步。

MOM 提出了缩写为“H.E.A.R.T.”的服务原则，五个字母分别代表：聆听、理解并答应顾客和利益相关者；简化政策和流程使其便于理解；对顾客和利益相关者的需求作出预测并不断改进；尊重每一个人；努力达到服务标准，遵守承诺。

该部门下辖 15 个部门和 3 个法定机构。15 个部门分别是：企业传讯处、公司计划管理处、客户响应处、国外人力资源管理局、人力资源处、收入保障政策局、信息系统和技术处、协作处、劳资关系和工作场所局、法律服务局、人力资源规划和政策局、人力资源研究和统计局、职业安全与健康局、工作签证局、工作场所政策和策略局。

除人力部法定机构之外，其他部门各自的职责如下：企业传讯处主要负责媒体关系、研究和计划、市场营销和数字通信；公司计划管理处与 MOM 中的其他部门协作，帮助发展 MOM 实现其目标所需要的策略和资源；客户响应处领导 MOM 的服务的计划和传递，以及顾客反应项目；国外人力资源管理局执行国外人力政策，制定国外人力工作环境标准；人力资源处是 MOM 的人力发展机构，帮助 MOM 的职工发挥最大潜力；收入保障政策局帮助 MOM 达成新加坡公民财务安全的目标；信息系统和技术处为顾客提供简单、便于使用的数字服务和内容，为 MOM 员工提供解决方案，建立 IT 系统以促进团队协作和革新；协作处调查 MOM 工作的三个主要方面：策略、准备和信守诺言；劳资关系和工作场所局负责促进雇佣法律，保持工作场所和谐，提倡先进的工作场所实践；法律服务局为 MOM 的下属机构提供法律咨询和服务，起诉违反 MOM 颁布的法令的行为，裁定工伤和违法事件；人力资源规划和政策局负责劳动力计划，劳动市场政策，经济研究和人力资源部门发展；人力资源研究和统计局对新加坡的劳动力和劳动市场状况实行分析和统计；职业安全与健康局与利益相关者紧密合作，通过法律、政策、能力建设和约定程序来促进工作场所安全和健康；工作签证局监管对外国公民的雇佣，签发工作签证；工作场所政策和策略局促进工作场所的进步。其中，与职业安全卫生体系有关的部门，主要是职业安全与健康局、工作场所政策、劳资关系和工作场所局。

职业安全健康局旨在与雇主、雇员及其他利益相关者合作，鉴定、评估和管理工作场所安全和健康危险因素，以消除死亡、伤害和疾病。目标是到 2018 年，将工作场所死亡率降低到 1.8/10 万以下，使新加坡成为安全和健康标准的国际领先者。期望达成以下战略结果：①工作场所死亡率和受伤率的下降。②安全和健康成为工作的一部分。③新加坡因优秀的 WSH（工作安全和健康）而知名。④在全国形成发展的、普及的安全和健康氛围。

职业安全和健康局分为 6 个部门：①职业安全健康政策、信息和合作服务部，职责包括发展和回顾职业安全和健康政策，制定策略性的计划和合作管理，通过数据和技术使公众与 MOM 取得联系。②职业安全健康检查部，职责包括通过策略性的监察以扩大管理的广度和深度，监督工作场所，重点关注高风险的工作场所。③职业安全健康专家部，职责是在工程安全，职业安全和职业医学方面提供专业性的经验和支持。包括：制定职业安全健康标准；对工程设备，职业健康危害暴露和职业病发生进行调查；进行科研；为特定的职业安全健康危害和工业发展和落实策略和程序；在计划、信息交换和训练方面与国际机构合作。④职业伤害补偿部负责运行职业伤害补偿系统，包括职业相关事故、发生危险和职业病上报的 iReporte Service 网络报告系统，对争议性的工作事故进行调查，对受伤职工的要求进行处理和裁判，保证医疗报告的迅速准确回馈。⑤主要危害部职责是确保主要危害装置已经实行了尽可能低的防止和减少风险的所有必要的措施，同时减少大型事故的发生。⑥工作场所安全和健康部职责是提供前瞻性的，基于证据的知识和解决方案，以处理目前的和新兴的工作场所安全和健康挑战。

三、预防性措施

（一）对主要危害装置的管理

职业安全和健康局下属的主要危害部，职责是对主要危害装置（Major Hazard Installations，MHIs）进行管理，这是新加坡实行的职业安全预防性措施之一。MHIs 包括以下设施：石油精炼设施、石油化工制品制造设施、化学品处理工厂、储存或使用大量易燃或有毒物品的设施。

虽然 MHIs 发生大型事故的可能性很小，但其所处的复杂环境，或其含有的大量有害化学物，意味着任何事故都有可能造成灾难性的结果。

《工作场所安全和健康（MHIs）法规》规定对 MHIs 的管理应当采用安全案例制度。安全案例是指一组结构化的文档，着重于如何防止 MHIs 发生大型事故，如何限制其对人和环境的影响。企业可以根据相关文件（见附件）确定其工作场所是否有 MHIs。如果有，则需要在劳动部网站上进行注册。注册后，企业可以根据相关文件准备安全案例。

有 MHIs 的企业应当与受影响范围内的其他工作场所分享相关信息，因为其他工作场所也可能受到 MHIs 的事故的影响。应当与那些工作场所分享信息，由主要危害部决定。应当分享的信息内容，在《工作场所安全和健康（MHIs）法规》中有规定，主要包括 MHIs 的特性，如何警示其他受影响的工作场所，以及受影响的工作场所应当采取的措施。每隔五年，或者关键信息发生变化后，都必须重新分享。

当 MHIs 发生过程相关事故时，必须将信息上报主要危害部。这些事故包括：①引起财产损失、死亡或身体伤害的火灾或爆炸；②计划外的或不受控制的一种或多种危险物质泄漏。在告知主要危害部之后，必须在 10 天内提交报告，并调查发生事故的根本原因。调查结束之后，上交详细的调查报告。

（二）特殊工种的“工作健康”

因为石油、化工和化学行业多是 24 小时轮班工作，且危险性较大，雇主必须保证轮班的雇员身体健康，以免发生事故。实施工作健康（ Fitness for work，FFW）的原则包括：① FFW 风险评估。②确认 FFW 评价。③咨询和法律审查。④落实。⑤周期性审查。

（三）工作场所安全

工作场所安全目标是增进工作场所对恐怖袭击和其他可能影响工作关系和谐事件的警戒性和恢复力。雇主应当采取措施，对雇员进行培训，使他们保持警惕。在雇员中建立“应答者团队”，培训他们掌握救火、疏散、心肺复苏、心脏除颤、基本急救措施、心理急救措施，从而在恐怖袭击中发挥作用。雇主也可以通过 5 级认证来建立更加安全、健康的工作场所。

（四）化学品

所有有害的化学品或者产品必须带有安全数据表（safety data sheet，SDS）。进口产品在新加坡本地使用时，应该将海外的 SDS 根据本地标准转化成新加坡的 SDS。即使供应商几年前已经停止供应此产品，也应该带有 SDS。SDS 在使用 5 年后，或者所标记的化学品有新的信息时，需要修订。本地使用的产品，化学品的外包装上必须有全球化学品分类和标签统一制度。出口产品是否需要标记，根据对方国家的规定。

如果工作场所使用有毒或腐蚀性化学品，且工人的眼和身体有可能接触到这些化学品，在化学品附近必须设置冲洗眼睛和身体的设施。在《工厂安全卫生法》中有详细规定。

（五）噪声

如果有超过 10 名员工可能暴露于过量的噪声，雇主必须在网上提交噪声检测报告。“暴露于过量的噪声”是指：①超过了《工厂安全卫生法》的相关规定。②在 8 小时工作日内等效噪声超过 85dB（A）。③噪声峰值超过 140dB（C）。有过量噪声暴露的公司，应该实施听力保持计划（Hearing Conservation Programme，HCP），目的是减少噪声暴露造成的风险，以及防止噪声性耳聋（noise induced deafness）。内容包括：①噪声检测。②噪声控制。③提供听力防护用品，设置警示标志。④培训工人。⑤进行听力测试。

（六）体检

暴露于特定的职业有害因素的工人，必须接受岗前体检和定期体检。“特定的职业有害因素”包括：砷及其化合物、石棉、苯、沥青、镉及其化合物、压缩空气环境、杂酚油、过多噪声、铅及其化合物、锰及其化合物、汞及其化合物、有机磷酸酯、四氯乙烯、树脂、原棉、二氧化硅、焦油、三氯乙烯、氯乙烯单体。

体检必须由特定的工作场所医生（designated workplace doctor，DWD）完成。听力测试由听力测试专家完成。DWD 的职责包括：①完成必要的体检项目。②保证听力测试由听力测试专家完成，体检相关的毒理学实验室有资质。③证明雇员的健康状况可以继续工作，或者继续从事有危害的职业。④将体检结果写成报告。⑤更新体检结果。⑥将体检结果和报告提交给雇主。

关于体检频率的规定如下：如果工人暴露于职业性有害因素，岗前体检应该在入职后 3 个月内完成。暴露于上述有害因素的工人，体检频率多为每年一次。但暴露于石棉、二氧化硅者为 3 年一次，暴露于铅及其化合物、有机磷酸酯者为 6 个月一次。

体检的详细信息，在《工厂安全卫生法（体检）》中有规定。根据 DWD 的体检结果，雇主应该上传 2 份报告：①体检总结报告，总结体检的医学发现和不正常结果。②注册暴露于有害职业因素的工人，报告暴露于有害职业因素的工人，以及他们的体检结果。

（七）工作场所石棉危害

房屋中的石棉材料如果完整、未受破坏，则暴露于石棉纤维的概率很低。如果石棉材料受到破坏，必须立即将其移除。

20 世纪 80 年代末，新加坡已经禁止将石棉作为建筑材料。因此 1991 年 1 月 1 日之后建造的住房，不大可能含有石棉成分。如果住房建造日期在此之前，在整修住房前必须进行石棉调查，调查范围必须包括所有需要整修的部分，不整修的部分不需要调查。调查时除目视检查之外，还会取样化验。在清理石棉房顶或者向石棉材料上涂涂料的时候，不一定非要雇佣得到正式认可的石棉清除承包商，但承包商应该符合以下条件：①在风险估计中包括石棉危害。②保证工人参与了石棉危害的培训。③为工人提供呼吸保护。④准备包括减少石棉释放和扩散的措施的安全工作程序。⑤准备针对工作过程中石棉材料损坏的应急措施。

在石棉相关的工作中，需要设置安全检查员。其职责包括：①在石棉调查中，负责取样，保证进行化验的机构有相应的资质，准备并提交化验报告。②在石棉清除工作中，制定工作计划，提出建议和监督，保证只有经过培训的工人接触清除工作。

在石棉相关的工作中，雇主的职责包括：①指定安全检查员。②确保建筑拆迁前，所有含石棉的材料都被移除。

（八）压力管道

根据《工厂安全卫生法》的规定，压力管道必须定期接受授权检查者或劳动部授权的锅炉检查者的检查。检查时，需使压力管道停止工作，清空、洗净、干燥、通风，方便人进入检查。检查周期方面，蒸气管道每年1次，空气储气罐、蒸气储气罐、高压灭菌器每2年一次。所有管道每10年需进行一次流体力学测试和厚度测量，以保证其完整性。压力管道的检查最多可以推迟3个月。

使用天然气的燃气锅炉、蒸汽锅炉和火炉应该配有符合标准的气体吸收装置。安装这些锅炉之前，应该得到劳动部批准。

蒸汽管道的检查工作由内部检查者、第三方检查者或者授权检查者进行。安装、修理、改装压力超过5bar的蒸汽管道，需要经过劳动部批准。

（九）建筑安全审计评分系统

建筑安全审计评分系统的核心内容是审计清单和计分卡，用于评价公司的职业安全和健康管理系统的有效性和成熟度。

四、救济性措施

《工伤补偿法》（Work Injury Compensation Act，WICA）于2008年4月颁布，与民事诉讼不同的是，该法案不追究法律责任，劳动者可不经过法律部门直接申请工伤补偿。该法案规定，所有劳动者，不论薪水多少，都可以申请工伤补偿，但个体户，仆人，新加坡武装部队、警察部队、民兵成员，缉毒局和监狱工作人员不包括在内。

该法案规定，任何因工作导致的疾病或受伤均有权利要求补偿，即使劳动者已经辞职，在海外工作时发生事故，或者从事与雇主达成协议的非固定时间工作，也有权利要求补偿。符合条件的劳动者，可以申请的补偿类型包括，病假期间的工资，医疗费，对永久性失能或死亡的一次性补偿。2016年1月1日之后，该法案上调了对永久性失能或死亡的一次性补偿金额。对永久性失能的一次性补偿，金额最少为88000新加坡元，最多为262000新加坡元；对死亡的一次性补偿，金额最少为69000新加坡元，最多为204000新加坡元。劳动者最晚可以在事故发生后1年申请补偿。

参考文献

［1］ 吴大明. 欧盟发布供应链变化对职业安全健康工作影响研究报告［J］. 劳动保护，

2020(08):39.

[2] 吴大明.新加坡公布2019年作业场所职业安全健康统计数据[J].劳动保护,2020(05):33.

[3] 代海军,马超.澳大利亚矿山职业安全与健康监察体制及其启示[J].中国煤炭,2019,45(11):122-127.

[4] 郁振山.历史性挑战与新兴挑战——访美国国家职业安全卫生研究所负责人约翰·霍华德[J].现代职业安全,2019(04):80-82.

[5] 吴大明,赵歌今,赵晓,等.美国作业场所职业安全健康体系综述与启示[J].职业卫生与应急救援,2018,36(05):477-481.

[6] 王宇航.美国职业安全健康法案概览[J].劳动保护,2018,(10):94-95.

[7] 吴大明.欧盟作业场所危险物质暴露现状与职业安全健康管理[J].劳动保护,2018,(06):86-89.

[8] 刘伟,刘晨宇.德国职业安全保护与健康工作经验及启示研究[J].煤炭经济研究,2017,37(10):47-52.

[9] 吴大明.英国北爱尔兰颁布职业安全健康最新法规[J].劳动保护,2017,(10):101.

[10] 高子清,张忠彬,刘宝龙.美国职业卫生法律法规标准体系研究[J].职业卫生与应急救援,2016,34(06):507-509.

[11] 康同影,李涛.澳大利亚职业安全卫生法律标准体系概述[J].职业与健康,2016,32(19):2719-2721.

[12] 吴大明.韩国职业安全健康发展现状[J].中国安全生产,2016,11(06):56-57.

[13] 刘晓兵,刘宏波,韩丹丹.世界职业安全与健康现状及分析[J].现代职业安全,2016(03):91-93.

[14] 丁雯雯.美国职业安全与健康规制的正当化基础及启示[J].江西社会科学,2016,36(03):200-205.

[15] 苏宏杰,田东胜,张兴凯,等.美国职业安全健康标准体系现状研究[J].中国安全生产科学技术,2016,12(01):136-142.

[16] 代海军.英国职业安全与健康目标设定型立法及其启示[J].行政与法,2015(12):82-89.

[17] 朱平安.浅析英国职业安全健康管理[J].陕西煤炭,2015,34(06):115-117.

[18] 栾先国.美国职业安全与卫生管理机制综述[J].中国卫生监督杂志,2015,22(04):341-344.

[19] 黄开发,凌瑞杰,孙敬智,等.浅谈德国职业安全卫生管理体系及工伤保险制度[J].中国工业医学杂志,2015,28(02):151-152+158.

[20] 朱素蓉,戴云,卢伟.美国职业安全卫生管理中的非政府组织及其作用[J].环境与职业医学,2015,32(02):159-163.

[21] Asher R, Dunn M L. Organized labor and the origins of the Occupational Safety and Health Act.[J]. New Solut, 2014, 24(3):279-301.

第四章 当前我国职业卫生安全管理体系现状及问题

第一节 当前我国职业卫生安全管理体系现状

一、当前职业病发病形式

2019年是国际劳工组织（International Labor Organization，ILO）成立100周年。ILO未来工作全球委员会发表了系列战略报告，从多角度和多维度探讨未来工作。根据ILO公布的数据，全球每天有7500人死于职业相关疾病和职业事故，其中6500人死于工作相关疾病，1000人死于工伤事故；每年有278万人死于工伤事故和工作相关疾病，其中死于工作相关疾病的劳动者240万人；据估计，循环系统疾病（占31.0%）、职业肿瘤（占26.0%）和呼吸系统疾病（占17.0%），共占工作相关死亡总数的近四分之三；工作导致的死亡人数总体上有所增加。更有研究指出，在死于工伤事故和工作相关疾病的劳动者中，因工作相关疾病死亡者占86.3%，致命性职业事故死亡者仅占13.7%；因工作相关的死亡人数占全球死亡人数的5.0%～7.0%；因工作相关疾病造成的疾病负担占全球疾病负担的2.7%。全球范围内职业病危害因素接触导致的健康风险呈增加趋势。

2022年底我国16～59岁劳动年龄人口为8.76亿，占总人口的62%，多数劳动者职业生涯超过其生命周期的二分之一，广大劳动者职业健康不仅关系本人及其家庭的幸福，还影响着未来老年人口的健康水平。2022年全国重点人群职业健康素养水平为52.6%。第二产业重点人群职业健康素养水平为56.5%。其中，化学原料和化学制品制造业等12个行业劳动者职业健康素养水平范围为53.1%～70.1%，高于全国水平；纺织、服装、服饰业等6个行业劳动者职业健康素养水平范围为38.7%～52.3%，低于全国水平。第三产业重点人群职业健康素养水平为 48.9%。其中，医疗卫生业劳动者职业健康素养水平为 65.8%，高于全国水平；快递与外卖配送业等 4 个行业劳动者职业健康素养水平范围为 36.1% ～ 51.7%，低于全国水平。全国报告的新发职业病病例数从 2019 年的 19428 例下降到 2022 年的 11108 例，降幅达到 43%。

当前全国报告的职业病率大幅下降，标志着我国职业病防治取得重要成效。但我们国家仍然处于城镇化和工业化快速发展阶段，仍有许多中小微型企业特别是小微型企业职业病管理不到位，工作场所职业病危害还存在超标现象普遍的问题，接触职业病危害劳动者防护措施不到位、职业健康检查的比例还比较低。因长时间加班、不良作业方式、工作压力等导致的工作相关疾病问题也日益突出，职业病防治工作面临传统职业病防治和工作相关疾病预防的双重挑战，职业病防治总体形势依然严峻复杂，与《"健康中国 2030"规划纲要》要求和广大劳动者期盼仍有较大差距。

二、区域职业卫生安全现状

根据我国经济社会加速发展的新形势，全国分为四大经济区域：东部地区、东北地区、中部地区和西部地区。各地区经济社会发展的主要内容为：西部开发、东北振兴、中部崛起和东部率先发展。各地区分布情况如下：东北地区（黑龙江省、吉林省、辽宁省、内蒙古自治区东部的呼伦贝尔市、兴安盟、通辽市、赤峰市、锡林郭勒盟）；中部地区（山西省、河南省、湖北省、湖南省、江西省、安徽省）；东部地区（北京市、天津市、河北省、山东省、江苏省、上海市、浙江省、福建省、广东省、海南省）；西部地区（重庆市、四川省、广西壮族自治区、贵州省、云南省、陕西省、甘肃省、内蒙古自治区西部、宁夏回族自治区、新疆维吾尔自治区、青海省、西藏自治区）。每个经济区域的职业危害情况略有不同，具体情况如下：①东北地区职业病危害涉及企业主要以微型、中型和私有企业为主，主要职业危害因素为粉尘、噪声、化学因素、物理因素和生物因素等，如在黑龙江省职业健康检查异常率主要集中在国有企业和中型企业人群，职业病监测病例报告最多的是煤工尘肺；吉林省尘肺病占新发职业病的 71.15%，辽宁省铝型材生产行业 57.58% 的岗位噪声强度超过国家规定的职业接触限值，内蒙古地区由粉尘引发的职业病高达 88%。②中部地区职业危害涉及主要以微型、中型和乡镇企业为主，主要职业危害因素为粉尘、物理因素、化学因素等，尤其在山西省的现代化矿井中，尘肺病的患病率为 3.6%，河南省的制造业中噪声与氯化氢为存在的主要职业病危害因素，湖北省武汉地区47.35%企业存在职业危害，湖南省的铁路行业粉尘、噪声、毒物为主要职业病危害因素，江西省矿石行业井下作业场所的粉尘浓度平均合格率仅为36.62%，安徽省的冶钢企业的主要职业危害因素是粉尘、噪声、高温等。③东部地区职业危害涉及主要以大、中型企业为主，主要职业危害因素为粉尘、物理、化学、其他等，尤其在北京铁路系统粉尘超标率达15.4%，上海市部分企业化学职业危害因素不合格率为85.71%，广州市部分企业的部分化学职业危害因素检出率高达50%以上，山东省、天津市和上海市的储运码头粉尘和噪声的合格率仅为54.33%和60.92%，河北省邯钢的冶金钢铁行业的职业危害有粉尘、毒物、高温、振动、噪声，粉尘浓度超标和大量的患病人数是导致粉尘发病率高的直接原因，江苏省的铅酸蓄电池企业，铅烟（尘）为主要的有害因素，血铅浓度超标人数较多，浙江省的玩具制造企业，存在的主要职业病危害因素为木粉尘、苯等化学因素与噪声，福建厦门的三资企业，38.60%的有毒有害作业点浓度超出国家卫生标准且尘毒等职业危害超标严重，海南省的加油站行业，苯、甲苯及溶剂汽油为主要职业危害因素。④西部地区职业危害涉及主要以小型和微型企业为主，主要职业危害因素为物理、粉尘、化学、放射及其他等，如重庆市南川区重点职业病危害严重，企业职业健康检查和职业病危害因素检测覆盖率仍然不高，四川机械加工企业的主要职业危害因素为噪声、粉尘及化学毒物，广西的储罐建设项目，职业病危害因素的种类及接触人数多，噪声超标情况突出，贵州煤矿存在生产性粉尘、有害气体、生产性噪声和振动等职业病危害因素，云南省金属矿山行业的主要职业危害因素有矿尘、有毒气体、噪声和振动，昆明铁路局职业病危害监测噪声合格率仅为48.72%，陕西地区煤矿行业主要职业危害因素为煤尘，甘肃省工业企业工作场所职业病危害因素总超标率为20.3%，粉尘、噪声、电焊弧光、金属类化学有害因素为主要职业病危害因素，宁夏职业病主要以职业性尘肺病为主，以石嘴山市为主，新疆存在职业病危害的行业分布以煤炭行业最多，占29.38%，其中尘肺病最多占88.66%，西藏工业的职业危害因素主要有粉尘和毒物。

三、全国职业病防治体系的建立健全

职业病防治的监督管理体制，是国家对职业病防治工作实施监督管理所采取的组织形式和基本制度，是国家有关职业病防治法律、法规和方针、政策得以贯彻执行的组织保障和制度保障。国务院卫生行政部门、劳动保障行政部门依照本法和国务院确定的职责，负责全国职业病防治的监督管理工作。国务院有关部门在各自的职责范围内负责职业病防治的有关监督管理工作。县级以上地方人民政府卫生行政部门、劳动保障行政部门依据各自职责，负责本行政区域内职业病防治的监督管理工作。县级以上地方人民政府有关部门在各自的职责范围内负责职业病防治的有关监督管理工作。我国已经形成了职业病防治的监督管理体制。各省（自治区、直辖市）、地区县卫生行政部门设有卫生监督所、疾病预防控制中心或职业病防治院所，承担着职业病防治的监督管理工作，并取得了显著的成绩，为我国的经济发展作出了一定的贡献。

四、职业卫生法律框架及标准体系的形成

目前我国在职业卫生领域已初步构建成“宪法 - 法律 - 行政法规 - 标准”的法律框架体系。《中华人民共和国宪法》中提及要加强劳动保护，是中国政府对劳动者的安全与健康重视的体现。职业卫生法律是指由全国人民代表大会或全国人民代表大会常务委员会制定颁布的，以宪法为基础制定的，调整劳动关系中规范劳动者生命安全与身体健康的法律规范的总称，主要包括现行的《中华人民共和国劳动法》《中华人民共和国安全生产法》和《中华人民共和国职业病防治法》等。《中华人民共和国职业病防治法》《使用有毒化学品作业场所劳动保护条例》等有关从事放射性作业特殊管理法规的出台，标志着职业病防治法律体系的框架已经初步建立，以宪法为基础，与劳动法、安全生产法相互支持的“一法三条例”的职业卫生标准框架体系，为国家职业卫生工作实施法治化管理提供了法律保障。

国家职业卫生标准是以保护劳动者健康为目的，对劳动条件（工作场所）的卫生要求作出的技术规定，是实施职业卫生法律、法规的技术规范，是卫生监督和管理的法定依据。我国职业卫生标准体系从无到有，从初步建立到逐步完善经历了漫长的历程，目前我国职业卫生标准体系已基本完善。国家职业卫生标准体系由职业卫生标准和卫生行业标准构成。1981 年卫生部设立劳动卫生和职业病诊断标准委员会，随后设立中国预防医学科学院标准处，制定了《关于制订卫生标准的程序和方法》《报批和编写标准指南》等一系列

指导性文件。修改扩充了《工业企业设计卫生标准》,发布《有毒作业分级》等标准。从此我国职业卫生标准建设走上了规范有序的发展轨道。截至 2019 年 8 月底,现行的国家职业卫生标准共 320 项。其中基础标准 9 项、限值标准 17 项、方法标准 254 项、评价标准 4 项、控制标准 17 项、防护标准 3 项、应急标准 0 项和管理标准 16 项。我国职业卫生各类标准的建设为促进用人单位依规开展各项职业病防治工作奠定了良好的技术基础。

五、职业卫生信息化建设的加速推进

近年来我国的职业卫生信息化发展较快,职业病防治信息化相关的国家政策、数据库平台和有关服务模式已取得阶段性成果。目前政府出台了一系列有利于职业病防治信息化的政策措施,例如国务院出台《关于促进和规范健康医疗大数据应用发展的指导意见》《关于促进"互联网 + 医疗健康"发展的意见》等,对职业病防治信息化发展也明确了目标,并提出了相关措施。

国家卫生健康委的官方网站建立了卫生标准在线查询系统,可以在线查询职业卫生标准。2019 年 8 月 22 日启用的"职业病危害项目申报系统",包括用人单位职业病危害因素种类、职业病危害因素检测情况、职业健康监护开展情况等,强化了卫生健康系统内部数据共享,为考核评价用人单位职业病防治工作提供了数据支撑。"工作场所职业病危害因素监测系统"于 2019 年 11 月上线运行,用于工作场所职业病危害因素监测数据报送和统计分析。"职业卫生技术服务机构管理信息系统"于 2021 年 3 月上线,各地区职业卫生技术服务机构对开展的职业卫生技术服务报告信息进行申报,申报信息包括服务企业的基本情况、技术服务的人员、技术服务的项目、职业卫生检测结果等。除了政府部门建设的官方职业卫生网站,一些社会组织及企业也创办了一些职业卫生网站和职业卫生信息化系统平台。例如"职业病网"为广大网民提供了法律、法规、规范和标准信息服务,为用人单位和劳动者提供了职业卫生知识服务,为专业工作者提供了各种专业技术服务。目前该网站已经发展成为以职业病疾病百科、职业病诊断与鉴定、职业病体检、职业卫生法律法规、职业健康相关检测评价、安防技术设备、EHS 培训等为主的职业健康大平台。部分职业卫生技术服务机构从自身业务开展需求出发,也开发了一些职业卫生信息化软件系统,主要为职业卫生检测软件系统、职业健康检查软件系统。以天津渤海化工集团有限责任公司劳动卫生研究所为例,其采用信息化职业健康检查系统已有近 10 年,又研究开发了作业场所职业病危害因素调查与检测数据库,实现了从现场调查、检测方案到检测报告全过程的数据化和自动化,不仅大幅度提高了工作效率,还提高了职业健康技术服务的质量和客户满意度。

第二节　我国职业卫生安全管理体系中出现的问题

一、多部门共同管理

由于我国职业卫生监管职能曾数次调整,导致职业卫生监督管理工作呈现多部门管理的现象。美国根据《职业安全卫生法》成立 3 个联邦机构,包括制定实施职业安全卫生标准及保证劳动者安全工作条件的隶属劳工部的职业安全卫生管理局(OSHA)、研究职业病防治与提出职业安全卫生标准的隶属卫生与人类服务部的美国职业安全与卫生研究所(NIOSH)和监督职业安全卫生管理局工作的独立机构卫生审查委员会(OSHRC),三者联合形成较为完善的职业安全卫生管理机制。我国由于没有职业卫生法,部门设立职能通常在法律之前,并非像其他国家通过职业卫生法律授权职业卫生监管部门,实际上是根据工作需要调整相关部门行政职能,明确工作内容。我国的职业卫生监管工作从 1949 年至 1998 年归于劳动部。1998 年 3 月在劳动部基础上组建劳动和社会保障部,后与人事部合并为人力资源和社会保障部。由于机构改革的原因,原劳动部承担的职业卫生监管职能划分到卫生部门。自 2003 年起,由卫生部门和安监部门共同承担职业卫生监督管理工作,职业卫生工作与职业安全工作逐渐分离。2018 年 3 月 13 日《国务院机构改革方案》提出国家卫生计生委与国家安监总局的职业安全卫生监督管理职责重新整合,由国家卫生健康委员会负责。中国职业卫生监管体制经历的数次变革使职业卫生职能划分不清的情况逐渐过渡到分工较为清晰,但从总体情况来看职业危害依然严重,每年职业病新报告案例 2 万例左右,说明深层次矛盾与问题并未能得到根本解决。多部门在各自的权限范围落实职业卫生监管工作,若无法明确各部门的职责与分工,容易造成职能交叉、权责不清、配合度不高等现象,较难形成统一高效的工作机制。比如医疗放射卫生问题,既需卫生部门的许可，还涉及环保部门与公安部门等，相应法律法规呈现涉及多部门职业卫生监管工作且某些职能出现交叉的情况。所以我国在《国家职业病防治规划》中多次强调各部门的职责与分工，其中包括国家卫生健康委、国家安监总局、宣传部、发改委、工信部、民政部、财政部与总工会等部门，规划明确要求各部门需明确分工、落实责任，注重部门相互间协调配合，做到资源共享，实现职业病防治全流程管理的过程。

二、缺乏综合性职业卫生法

虽然我国已初步建立职业卫生法律框架体系，但仍然缺少职业卫生法这一综合性法律。国际上在职业安全卫生上多侧重于制定综合性、普遍适用的国家职业安全卫生法。从各国职业安全卫生立法历史看，一般是由仅适用于某一方面的法规开始，发展到制定一部综合全面、适用性广泛的职业安全卫生法，基本涵盖职业安全卫生的内容，才能适用于社会的发展。即使涵盖的内容及规模不断变化和扩大，综合法亦能适应其变化特点。另外，法律具有稳定性与滞后性的特点，不能进行频繁的修改，否则法律的权威性与可适用性会遭到破坏，所以各国在职业安全卫生立法中倾向于先制定综合法。美国在 1970 年公布《职业安全卫生法》，成为世界第一个设立综合职业安全卫生法的国家。英国在 1974—1975 年间分 3 次颁布修订《职业安全卫生法》，成为当时世界最全面严谨的综合法，之后不少国家也学习该法制定各自的职业安全卫生法。日本自 1972 年颁布《劳动安全卫生法》以来，因劳动灾害而造成死亡伤害的人数大幅度减少。美、英、日等发达国家颁布的职业安全卫生法多数是授权法，即该法授权相关部门根据实际需要制定从属性法规条例，无须再经过国会审议等程序。我国由于缺乏职业卫生法这一综合性法律，相关部门无法作出职业卫生总体法律规划与布局，制定出从属性法规条例，只能根据职业卫生形势来制定相应的法规或标准。我国已有的《中华人民共和国安全生产法》与《中华人民共和国职业病防治法》各成体系，两者立法目的被认为皆侧重于“经济性”，缺乏“社会性”。《中华人民共和国安全生产法》是“为了加强安全生产工作，防止和减少生产安全事故，保障人民群众生命和财产安全，促进经济社会健康发展”的法律，该法倾向于保证企业在生产经营过程中达到安全生产的目的，加强从业人员安全生产的意识，主要保护的是“产权”，缺乏对“劳权”的有效保护。《中华人民共和国职业病防治法》是依据宪法制定的,“为了预防控制和消除职业危害,防治职业病,保护劳动者健康及其相关权益,促进经济社会发展”。两者以促进经济社会发展为出发点,并不是以对劳动者的保护为出发点,不能很好地达到以人为本的理念。两者并不能涵盖职业卫生的全部内容,且由于经济和社会的发展,需不断对其进行修订。尽管两法对促进我国职业卫生具有积极作用,但从法律体系归属来说都不能纳入职业卫生法律体系。

三、条例标准陈旧难以操作

由于时代进步、科技创新、产业结构不断调整,新的职业危害因素不断出现,条例标准体系的修改制定相对也需要及时更新,否则会影响法律法规具体操作效果。美国近年对 900 多项的职业安全卫生标准进行了修订,日本几乎是每隔 2 ～ 3 年就修订一次,中国台湾地区在借鉴英国、日本等职业安全卫生法律后建立起自己的法律体系,并定期进行相关标准的修订。中国劳动保障部在 2002 年发布的《职业病目录》中,职业性肿瘤仅为 8 项。2013 年国家卫生计生委、国家安监总局、人力资源和社会保障部与全国总工会联合印发《职业病分类和目录》,其中职业性肿瘤共有 11 项。而 2005 年美国《致癌物》报告中显示致癌物质已经达到 246 种。美国《联邦法典》中第 29 卷职业安全卫生标准每年都修订 1 次。有学者对我国部分标龄超过 5 年以上的职业卫生标准进行评价,发现多项现行标准未能及时修订,存在覆盖面不够广泛的问题,导致可操作性不强,难以满足实际工作需要,职业卫生标准实施效果不够理想。职业卫生监管工作由多部门负责,职业卫生标准的建设同样出现多头管理的问题。前期国家安监总局和卫生部门各有标准拟定权,各成体系,用人单位面对职业卫生管理类标准时,由于两体系中建设与管理不尽相同,出现分段情况,部分程度上影响用人单位的工作。当前我国已形成相对庞大的标准体系,但体系中某些标准不够精简,国家职业卫生标准、部门标准、行业标准间可能存在执法主体交错、层次不清的情况,从而导致企业出现无所适应的现象。制定国家职业卫生标准需考虑国家经济承受能力与技术管理水平,适当参照国际标准。复审修订职业卫生标准需考虑与国际标准比较,保障劳动者安全与健康、国家利益和科学合理的情况。学习国外经验,关注新工艺、新材料可能带来的职业危害因素,进一步梳理职业卫生标准准入、准出问题,考虑部门职责分工,确定职业卫生国家标准、部门标准与行业标准系列建设及相互转化机制与要求，以保证标准建设统一有效，对标准内容有重复、交叉甚至冲突的情况进行整合优化，使标准系列更加贴切企业实际工作需要。

四、用人单位自律亟须加强

我国在 2003 年颁布《工伤保险条例》，各用人单位都有义务为劳动者缴纳工伤保险费。《中华人民共和国职业病防治法》要求用人单位必须依法参加工伤保险，全面负责单位内的职业病防治工作。2017 年国家人力资源和社会保障事业发展统计公报显示，全国就业人数 77640 万人，参加工伤保险人数仅为 22724 万人，覆盖面不到就业人员的 30%。某些中小微型企业对成本十分敏感，不对职工进行上岗前培训与定期健康体检，不为职工缴纳工伤保险；有些从事有毒有害作业的职工未能得到企业有效保护，患有职业病的职工有可能立即被解雇。某些企业无视国家职业卫生法律，不按要求向政府申报职业危害因素，不建立完善的职业卫生管理制度，不对职业危害因素进行评价与审查，不进行职工健康体检工作，不履行职业病防治的主体责任。美国对于职业安全卫生的监督检查工作是由 OSHA 完成的，一般检查都是突击进行，不允许事先通知。由于人力物力有限，OSHA 把监督资源集中在最危险的工作场所，并对监督顺序进行优先排序。当检查到违规事件的发生，OSHA 须在违规行为发生的半年内签署执行文书并进行经济处罚，处罚金按等级从 7000 美元到 70000 美元不等。企业在面对可能的突击检查和罚金的重负之下，都能做到主动减少工作场所的安全风险，从而保护劳动者的安全与健康。据美国劳工部统计，职业伤害和疾病发生率从 1972 年的 11% 降至 2010 年的 3.5%，切实有效保证职业安全卫生。“关于 2016 年职业病防治工作情况的通报”显示，2016 年国家安监部门共监督检查 395289 家用人单位，对违法的用人单位下达执法文书共 284523 份，行政处罚共 10487 万元。我国对职业卫生违法行为处罚相对轻缓，部分企业存在知法犯法的现象，由此带来很多恶性安全事故，其原因在于我国有关职业卫生法律惩罚力度不足，企业违法成本较小，不能遏制职业卫生范围内的违法行为。《“健康中国 2030”规划纲要》明确提出推动企业落实主体责任，推进职业危害源头治理，预防和控制职业病的发生。用人单位是保证职业卫生的主体，每个用人单位都应该保证劳动者的安全与健康，主动规避工作场所中存在的安全风险。做好职业卫生工作，虽然要负担一定生产成本，但也是推动用人单位自身发展、保持企业竞争力的必然要求，所以每个用人单位都应该主动承担这项责任，遵守职业卫生相关法律，接受政府和社会的监管，实现企业利润、职工安全与健康的可持续发展。

五、人力资源紧缺

人才是保障职业卫生专业能够不断发展的长久动力。我国职业健康监管执法人员分布不均，部分地区监管执法人员数量相对不足。2018 年新一轮机构改革，职业健康监管职责调整到卫生健康行政部门，但职能转隶前安全监管系统的职业健康监管专 / 兼职人员基本未随之划转。相对于全国 466 万余家采矿业、制造业、电力燃气及水生产和供应业、建筑业等涉及职业病危害的行业领域企业，超过 2 亿接触职业病危害的劳动者，平均每位职业健康监管执法人员需监督管理 261 家企业。研究显示，全国市级职业健康监管执法人员仅 9 人 / 市、县级职业健康监管执法人员仅 5 人 / 县；江苏省、广东省、浙江省、山东省、天津市等经济发展较快、企业数量相对较多的省级行政区，企业监管执法人员数量比相对较高，江苏的企业监管执法人员数量比高达 689 家 / 人。面对点多面广的监督管理执法对象，职业健康监督管理执法力量不足，特别是基层监督管理执法力量严重不足，专业人员的不足，导致职业病防治的专业力量日趋薄弱，难以满足日益发展的职业卫生工作的需要。此外，疾控中心专业人员“引不来、流出多”的问题严重，每年平均每家县级疾控中心流出 1.17 人，工龄 10 ～ 19 年的人员流出占比逐年增加，流出人员的综合素质高于进入人员，且人员断层现象严重，造成服务能力进一步降低。我国现有各类职业健康专业人员 11.11 万人，相对于近 8 亿劳动者，当前我国平均每万名劳动者配备职业健康专业人员约 1.4 人。目前，全球 49 个主要国家平均每万名劳动者配备约 2.0 名职业健康专业人员，主要是职业卫生、职业医师、职业心理健康、职业健康护理和第三方技术服务等专业人员。芬兰、意大利和美国等欧美发达国家配置情况较好，芬兰为 22.0 人 / 万名劳动者，意大利为 7.7 人 / 万名劳动者，美国为 4.6 人 / 万名劳动者，均远高于我国。要达到全球主要国家平均水平我国至少还需增加各类职业健康专业人员 5 万人，达到美国水平至少还需增加 25 万人，达到芬兰水平至少还需增加 165 万人。当前我国职业健康人才队伍建设是职业病防治工作的“短板”和薄弱环节，亟须加强人才队伍建设。

六、信息化水平相对落后

随着全球信息技术的迅猛发展,我国职业卫生信息化建设取得了长足进步。国内外的职业卫生信息化基本上都经历了电子化、网络化、数据化等不同的演进过程,但与国外相比,我国的职业卫生信息化建设还存在着一些差距。发展速度方面,国外职业卫生信息化发展较早,演进速度较快。我国的职业卫生信息化起步较晚,早期信息化的发展较为缓慢,如现场职业卫生检测等很多工作仍然采用人工手写的纸质化工作方式,但近年来发展速度已越来越快,正在逐步缩小与国外的差距。发展程度方面,国外的职业卫生信息化渗透率较高且较为成熟完备,如电子病历、职业卫生检测数据、职业健康监护数据、商业保险数据等都已经基本实现信息化,且互联互通性较强。而我国的职业卫生信息化系统平台虽然数量日益增多,但存在着信息化系统重复建设,信息不全面、专业性不强,各系统互不兼容、数据无法互联互通、数据不规范、不统一、数据孤岛、数据隐私、数据质量难以保证等问题,造成职业卫生数据无法被有效挖掘和利用,不同地区、不同部门之间的职业卫生信息系统难以实现数据共享和交换。发展方向方面,国外的职业卫生数字化处理技术较为先进,尤其是以美国为代表的发达国家在大数据分析、人工智能算法等方面具有领先的技术优势,在职业卫生数字化底层信息技术创新方面取得领先。我国的职业卫生数字化处理技术不足,职业卫生调查、检测、体检以及管理等信息化软硬件设施较为薄弱,对职业卫生数据的加工、处理、分析及利用的能力不强。

参考文献

[1] 彭唯.职业卫生管理中存在的问题及解决措施[J].四川劳动保障,2023(10):28-29.

[2] 翟彦茸.我国矿产企业职业卫生管理中存在的问题及对策[J].世界有色金属,2023(06):184-186.

[3] 徐晓虹.化工企业职业卫生管理的问题及措施分析[J].劳动保障世界,2019(30):68.

[4] 孙辉,师思,陈晨.煤矿职业安全健康风险分析与控制措施探讨[J].内蒙古煤炭经济,2019(01):100-102+95.

[5] 陈红,侯聪美.职业安全与健康管理现状、挑战与合作管理模式应用前景[J].中国安全科学学报,2018,28(05):159-165.

[6] 季丽丽. 国有企业职业卫生工作现状与对策探讨[J]. 企业改革与管理,2018(07):24+54.

[7] 戴霞云,陈振龙,李济超,等. 武汉市经济技术开发区 138 家汽车制造业职业卫生现状调查[J]. 现代预防医学,2017,44(06):995-998+1006.

[8] 胡奎,毕珊,樊文力,等. 贵州省疾病预防控制机构职业卫生技术服务现状及对策研究[J]. 微量元素与健康研究,2017,34(03):52-54.

[9] 高润国,吴洪涛,李金坤,等. 基于文献分析我国职业卫生安全领域存在问题[J]. 中国职业医学,2016,43(05):605-607+610.

[10] 孟博,吴遄,张建华,等. 上海市长宁区职业卫生现状调查和对策研究[J]. 中国卫生法制,2024,32(01):107-111.

[11] 白彩军,戚作秋,王振,等. 小微型企业职业卫生现状分析及对策建议[J]. 现代职业安全,2023(03):30-31.

[12] 宁勇,唐颖,杨思佳,等. 上海市职业卫生技术服务机构现状及管理对策研究[J]. 职业卫生与应急救援,2021,39(01):66-70.

[13] 丁浩,谈立基,王茂,等. 广州市 150 家小、微企业职业卫生管理现状调查[J]. 中国职业医学,2019,46(02):236-238.

[14] 刘永泉,何国平,陈顺乐,等. 江西省职业病防治资源及企业职业卫生管理现状[J]. 中国职业医学,2018,45(03):398-400.

[15] 李亚娟,邢漪,康世娟,等. 云南省州(市)级疾病预防控制中心职业卫生服务能力现状调查[J]. 职业与健康,2017,33(14):1995-1999.

第五章 中外职业卫生安全管理体系比较

第一节 法律法规

一、国外职业安全卫生立法的发展

18 世纪英国产业革命，机器大生产使生产力水平得到了极大的提高，但同时也引发了劳动者的职业伤害问题。因此，英国成为较早进行职业安全卫生立法的国家。1802 年英国议会通过了《学徒健康与道德法》，标志着诞生了一个新的法律部门——劳动法，关于职业安全卫生的规定是其重要组成部分，这可以说是国外第一个重要的职业安全卫生法规。二战后，随着经济的迅速发展及新技术在生产中的应用，工伤事故及职业病日益增多，直接影响到社会生产及劳资双方的利益甚至威胁到国家利益。许多国家开始意识到必须制定一部综合性的、适用范围广泛的职业安全卫生法，于是美国在 1970 年率先颁布了《职业安全卫生法》，日本在 1972 年也颁布了《劳动安全法》。至今，许多发展中国家纷纷制定颁布了职业安全卫生法。

国际劳工组织自 1919 年成立以来，职业安全卫生工作始终是其一项重要工作。1919 年第一届国际劳工大会讨论通过的 12 项国际劳工标准中，有 4 项是关于职业安全卫生的标准。1981 年通过了《职业安全卫生公约》(第 155 号公约)和同名建议书，这不但标志着国际劳工组织制定了一个适用范围广泛、内容具有综合性的国际职业安全标准，而且还构建了政府、雇主与工人三方共同"管理"职业安全的制度框架，为世界各国关于职业安全卫生及工作环境的改善等方面制定国家政策提供了依据。2003 年召开的第 91 届国际劳工大会通过了一个职业安全卫生领域的全球战略，其中一项重要建议就是在国家级别实施职业安全卫生管理制度，通过立法建立雇主与工人在工作过程中必须遵守的行为规范。截至2019年，国际劳工组织通过了189项公约、205项建议书和6项议定书，其中大多数涉及职业安全卫生方面的内容。总之，职业安全卫生国际劳工标准经历了不断适应社会变革、逐步发展完善的过程。

二、我国职业安全卫生立法现状

我国非常重视劳动者职业安全卫生领域的立法，自20世纪90年代以来，制定并实施了《中华人民共和国安全生产法》《中华人民共和国职业病防治法》和《中华人民共和国矿山安全法》等一系列重要法律。同时，国务院及其劳动行政主管部门还颁布了大量的行政法规，基本形成了以宪法为基础的多层次的职业安全卫生法律体系。此外，我国还先后制定了100多项劳动安全卫生国家标准。我国从1983年恢复在国际劳工组织的活动以来，已经批准的26个国际劳工公约中涉及职业安全卫生领域的就有3项，分别是1981年的《职业安全卫生公约》(第155号公约)、1988年的《建筑业安全和卫生公约》(第167号公约)及1990年的《作业场所安全使用化学制品公约》，其中最重要的是《职业安全卫生公约》(第155号公约)。《职业安全卫生公约》(第155号公约)第三条规定："国家在职业安全保障方面的职责主要是，制定和实施有关职业安全卫生及环境的法律和条例，并由恰当和适宜的监察制度予以保证。"以此为依据，我国遵守和参考国际公约和相关文书的内容，制定了相关法律法规，在规范工作场所、职业卫生条件和保护劳动者的安全健康权益等方面发挥了重要作用。

三、我国职业卫生安全法律制度与国际劳工标准对比

(一)我国职业卫生安全法律制度与国际劳工标准相同之处

1. 二者均强调要制定国家政策，加强职业卫生安全工作 《职业安全卫生公约》(第155号公约)第四条明确规定："各会员国应根据本国情况和惯例，经与最有代表性的雇主组织和工人组织协商后，制定、实施和定期审查有关职业安全、职业卫生及工作环境的连贯的国家政策，目的应是在合理可行的范围内，把工作环境中内在的危险因素减少到最低限度，以预防来源于工作、与工作有关或在工作过程中发生的事故和对健康的危害。"我国《中华人民共和国安全生产法》和《中华人民共和国职业病防治法》均在第一条阐明了立法宗旨。《中华人民共和国安全生产法》第一条规定："为了加强安全生产监督管理，防止和减少生产安全事故，保障人民群众生命和财产安全，促进经济发展，制定本法。

2. 二者均强调职业安全和卫生工作需要政府、雇主和工人三方共同努力，并明确了三方职责 《职业安全卫生公约》（第155号公约）第六条指出："本公约第四条提及的政策的制订应阐明公共当局、雇主、工人和其他人员在职业安全和卫生及工作环境方面各自的职能和责任，同时既考虑到这些责任的补充性又考虑到本国情况和惯例。"《中华人民共和国安全生产法》在第一章"总则"中阐明了生产经营单位、从业人员、工会、国务院有关部门和各级人民政府在安全生产方面的职责。《中华人民共和国职业病防治法》第三条明确规定："职业病防治工作坚持预防为主、防治结合的方针，建立用人单位负责、行政机关监管、行业自律、职工参与和社会监督的机制，实行分类管理、综合治理。"第四条明确规定："劳动者依法享有职业卫生保护的权利。"

3. 二者均强调应加强安全生产和职业病防治方面的宣传教育 《职业安全卫生公约》（第155号公约）第十四条规定："（国家）应采取措施，以适合本国情况和惯例的方式，鼓励将职业安全和卫生及工作环境问题列入各级的教育和培训，包括高等技术、医学和专业的教育以满足所有工人培训的需要。"《中华人民共和国安全生产法》第十一条规定："各级人民政府及其有关部门应当采取多种形式，加强对有关安全生产的法律、法规和安全生产知识的宣传，提高职工的安全生产意识。"

4. 二者均建立了职业病分类和目录制度 国际劳工组织通过第194号建议书，加强了职业病目录制定和职业事故、职业病登记与报告制度，并在附件中建立了职业病目录。我国2019年公布的《职业病分类和目录》规定："企业、事业单位和个体经济组织的劳动者在职业活动中，因接触粉尘、放射性物质和其他有毒、有害物质等因素而引起的疾病为职业病。"同时将职业病分为10大类132种。

（二）我国职业卫生安全法律制度与国际劳工标准的差异之处

1. 构建制度的理念不同 国际劳工组织的首要目标是促进妇女和男子在自由、平等、有保障和尊严的条件下获得体面的生产性的工作机会，在《国际劳工组织章程》序言中"对工人因工患病和因工负伤予以防护"承诺的一直是国际劳工组织的中心思想。在职业卫生安全领域，国际劳工组织将工人享有安全和健康的工作环境视为工人的基本权利优先保护，它涉及公民人身权中的生命健康权；其次才是对雇主财产性和物质性权益的保护。这反映出"以人为本"的原则。反观我国职业安全卫生立法，虽然《中华人民共和国劳动法》明确将

“劳动安全卫生保护”作为劳动者的一项权利，但是从《中华人民共和国矿山安全法》和《中华人民共和国安全生产法》这两部法律的立法理念来看，更为首要的是保障“安全生产”或“生产安全”，并没有将劳动者的权利保护作为根本出发点，体现出的是一种“以生产为本”的保护；而我国迄今还没有一部专门为保障劳动者职业安全卫生权而制定的法律。“以人为本”和“以生产为本”两种原则的根本差异，实质是对生命健康权的保护和经济发展两者关系的认识差异。

2. 适用范围不同　国际劳工标准和相关文书规定的内容和范围已经从集中于工业安全，扩大到工作场所安全卫生以及工作环境适应工人的需要。《职业安全卫生公约》（第155号公约）将公约的适用范围界定为经济活动各个部门的一切工人，并明确“经济活动部门”一词涵盖雇佣工人的一切部门，包括公共机构；“工人”一词涵盖一切受雇人员，包括公务人员；“工作场所”一词涵盖工人因需在场或前往并在雇主直接或间接控制之下的一切地点；“与工作有关的健康”一词，不仅指没有疾病或并非体弱，也包括与工作安全和卫生直接相关的影响健康的身心因素。我国法律体系中没有“工作环境”的概念，在职业安全卫生领域，其规定范围还局限于生产安全。《中华人民共和国劳动法》和《中华人民共和国职业病防治法》均只适用于主体合格的劳动者和用人单位，并以形成劳动关系为前提。《中华人民共和国安全生产法》第二条规定，适用对象仅限于在中国领域内从事生产经营活动的单位，可见该法虽然跳出了《中华人民共和国劳动法》的调整范围，对社会整体生产经营安全进行了规制，但依然有排除。从以上规定看，《中华人民共和国安全生产法》和《中华人民共和国职业病防治法》的适用范围比国际劳工公约的标准要窄，我国应该制定一部对职业安全卫生的适用范围作出统一规定的法律。

3. 职业安全卫生工作三方协商机制方面存在差异　所谓三方协商机制是指在市场经济条件下产业关系处理的基本格局和基本法律制度，是指由国家（以政府为代表）、雇主（以雇主组织为代表）和工人（以工会为代表）就以劳动关系为中心的社会经济政策的制定和实施所进行的有关交往的组织体制、法律制度及其制度运行的总称。许多市场经济国家的实践证明，在宏观层面构建“政府、用人单位、工会三方协商机制”是维护劳动者权益，协调、稳定劳动关系的有效机制。职业安全卫生三方协商机制就是劳动关系三方协商机制在职业安全卫生领域的体现和运用，该机制明确了政府、用人单位和工会在职业安全卫生工作中的地位和基本权利（力）与职责，形成了职业安全卫生领域的三个支柱。在职业安全卫生工作中，“政府监管”起主导作用；“企业负责”是主体，是关键；“群众监督”是政府监管的有效补充，它可以成为用人单位自我约束机制的重要促进力量。《中华人民共和国工会法》第三十四条规定：“各级人民政府劳动行政部门应当会同工会和企业方面代表，建立劳动关系三方协商机制，共同研究解决劳动关系方面的重大问题。”这里的“劳动关系方面的重大问题”应该包括“劳动安全卫生”，但由于我国“劳动安全卫生”的监督管理工作不属于人力资源和社会保障部门的职责范围，因此，在国家一级劳动关系三方会议上协商职业安全卫生工作仍不可行，我国职业安全卫生三方协商制度并未真正建立。《职业安全卫生公约》（第155号公约）第四条规定：“各会员国应根据国家条件和惯例，经与最有代表性的雇主组织和工人组织协商后，制定、实施和定期审查有关职业安全、职业卫生及工作环境的一项连贯的国家政策。”ISO 26000及《职业卫生设施公约》也规定应该建立由政府、工人组织和雇主组织共同参与的职业安全卫生三方协商机构，同时在工作场所建立职业安全卫生委员会，实现政府、雇主和工人三方共同管理职业安全卫生工作的目的。在国际劳工组织看来，“三方性的国家职业安全与卫生委员会”是基础，具有代表性的雇主组织和工人组织的参与是关键，而部门间的合作只是对其工作的促进和补充。可见，职业安全卫生领域三方协商机制被认为是国家制度中必不可少的，应贯穿于立法、执法、实施和监督的整个过程。由于我国职业安全卫生三方协商机制尚未真正建立，在国家层面，仅靠政府各部门而不是由政府、工人和雇主组织三方参与制定和实施职业安全卫生法规政策；在企业层面，仅仅靠生产经营单位的“承诺”而不是依靠劳资双方的安全卫生委员会全面负责安全生产和职业病防治工作，这些都不利于全面开展职业安全卫生工作，使职业安全卫生法律法规得不到很好的落实。

第二节　管理机构

一、国外职业卫生管理机构设立情况

美国国家的职业健康管理主要以职业安全与健康管理局（OSHA）、矿山安全健康管理局（MSHA）和国家职业安全与健康研究所（NIOSH）为主要机构。OSHA成立于1971年，为美国劳工部下设机构，主要负责企业的职业安全健康

的监督、执法，同时也负责颁布职业健康领域的控制标准，例如通风、噪声及电离辐射等，为全国最权威的技术标准归单位。MSHA 成立于 1910 年，相较而言设立较早，主要原因是通过矿山法律、培训和执法等方面的管理而遏制 20 世纪初期矿业死亡率持续攀升的局面，管理内容以矿山安全为核心。NIOSH 隶属于美国卫生与人事部，主要进行安全与卫生领域的科学研究，包括流行病学、工业卫生、人机工效学和心理学等多种专业。NIOSH 通过和多种组织和研究团队合作，在减少工伤及职业病的发生起到了非常大的作用。它与 OSHA 同时成立，通过研究成果为致力改善工作场所环境，保障工人劳动权利，通过各种研究结果对职业危害因素接触限值和现行政策法规等合理性提出科学严谨的建议，对新发现和需要修订的标准也能迅速进行更新，是将职业安全与健康统一管理的科研性质权威机构。各州建立的职业安全与健康管理机构通过大量的现场检查，保障企业按照各项法律及标准要求，加强教育培训，不断改善工作场所环境，提升防护水平，保证劳动者职业健康。对发生的事故或发现的违法问题进行重罚，安全事故及违法处罚的代价往往是企业停产关闭，让企业负责人不得不更加重视安全问题。同时，由总统直接任命的职业安全与卫生检查委员会（OSHRC）对政府监察部门的监督，保障了职业健康监管体制的合法合规及客观公正，使得整体的管理体系更加完备。企业、监管部门、监察机构和科研机构各司其职，职业安全与健康管理稳定而高效。

英国的职业健康管理机构主要为安全与健康委员会和安全与健康管理局。前者由国务大臣任命，主要职责为保证劳动者在生产经营活动中的职业健康和安全，负责制定职业安全与健康管理的标准规范；后者则为具体执行部门，在地方分设机构，进行日常执法监察，保证企业按照英国的有关法律法规实施。英国政府部门职业健康理念最大特点是将预防与执法并重，就管理而言是将职业健康风险管理和日常监督管理同等对待。企业需要按照法律要求对工作场所职业病危害因素进行评估，对可能影响劳动者健康的危害因素进行妥善的防护。监察人员的日常执法重点也是企业是否对发现的风险隐患进行了必要的预防措施，在发现行业或风险隐患发生重要转变时，也将会及时向安全与健康委员会提出意见建议，不断修正和完善法律法规及监察体系。地方监察机构对违反职业健康的问题有权进行处置，包括警告、限期整改及责令停产等。现场执法过程对发现的问题不需要现场处罚，而是交由专门的机构和部门，法院是最终的裁定部门，避免了现场行政监察中出现的各类纠纷，也大大提升了现场检查的效率。在不断发展的社会形势下,英国的职业健康安全管理部门也在充分与外界进行沟通合作,每年的职业健康科研工作都投入了大量的财力,即便是财政资金削减的年份也没有降低此方面的投入。通过与欧洲职业安全与健康局和世界卫生组织等机构的密切合作,不断促使自身获得行业内最新和最专业的安全管理和科技成果知识,完善本国的职业安全与健康管理体系。

德国的职业健康管理机构主要为联邦劳动保护部和行业协会。国家劳动保护部根据行政区域划分设立各州劳动保护局,具体负责协助企业完善职业健康管理体系、解决安全与健康问题和对现场管理情况的监督检查等任务。各州有自己的监察专职人员,依据企业规模、行业及风险等因素进行分级分类管理。行业协会是其最大的管理特点,在保证职业健康管理中占有重要地位。企业主要负责人加入行业协会是办厂开业的前置条件,根据公司行业领域分类加入其下属的不同行业协会。行业协会的一项职责是根据国家《劳动保护法》等有关法律要求制定实施细则,按照每年社会事故及产业结构等情况,科学统计计算和分析每年的入会费率并作出调整。一旦企业发生职业安全和健康事故,将会大大提升第二年的缴费费率,从而从源头上让企业自身重视安全及职业健康问题,落实企业主体责任。德国职业健康政府人员配置相对于众多的企业数量来说很少,但监管人员一般都为各行各业的专家,有着从业年限和实际工作经验等要求,按照法律和对企业的风险评估等级划分主次监管内容,并非完全按照管辖范围一一进行实地监管,而是对重点企业进行重点监管,一些风险低的企业甚至几年都不会到现场检查,做到人力成本与监管的科学配比。除此之外,全国还有工伤保险监管专员、心理专家和众多的人体工程学专家服务于职业健康监管工作中。政府管理部门及行业协会每年都会将50%以上的精力用于职业健康的科学研究上,行业协会下设专门的科研机构,不断在技术标准研究、防护装备设施上提升作业现场职业健康管理质量,将科研成果不断地在社会、企业、劳动者之间推广使用,使得德国整体职业健康管理处在较高的水平之上。

二、国内外职业卫生管理机构对比

统观美国、英国、德国的职业安全与健康职业卫生安全机构设置,包含法律法规标准制定、现场监督执法、评估审计及统计分析、支撑机构管理、教育培训、规划等多方面工作内容,部门职能全面覆盖职业安全与健康监管的各个方面。同时，各国根据本国行业发展特色，对重点领域施行重点管理，比如美国 OSHA 设置了建筑司、合作和州项目司，英国 HSE 设置了危险设施部门、化学品法规部门，日本安全卫生部设置了化学物质对策部门，德国第三总局设置有害物质处、工作场所物理因素处等。重点监管可以将人力物力有效集中，着重解决当前突出的行业领域问题。我国职业安全与健康中央监管机构曾是国家安全生产监督管理总局，单独设置的职业健康司，对我国的职业健康工作进行全面监管，同英国历史上 HSE 曾单独设置的健康处类似，主要职责是防止和减少职业病。经过不断的体制改革，多数工业发达国家均对职业安全和健康进行统一规范与管理，如美国 OSHA、英国 HSE、日本劳动基准局下安全卫生部、德国 BMAS 下第三总局职业安全与健康总局、芬兰社会事务与健康部下职业安全健康监察局，我国职业卫生安全管理机构改革方向大体与之一致，一体化管理促进了人力物力最大限度的优化利用。

目前我国在法律层面由《中华人民共和国职业病防治法》和《中华人民共和国安全生产法》对职业卫生和职业安全分别进行规范，还没有实现职业安全与职业卫生的统一立法。据此进行的部门职责分配，更是将职业卫生监管工作分散在国家安全生产监督管理总局、国家卫生和计划生育委员会、人力资源和社会保障部、全国总工会等职能部门。现今的机构设置不利于提高行政效率和降低行政成本，在职责具体实施时也会出现重复监管或空白监管的部分，同时部门之间的监管经验也缺少交流。因此建议我国在顶层法律设计方面考虑将《中华人民共和国职业病防治法》和《中华人民共和国安全生产法》合并为一部《职业安全与健康法》，据此成立专门机构全面统筹负责职业安全与健康监管工作。

第三节　专业性非政府组织

一、中国职业卫生安全专业性非政府组织

中国职业安全与卫生专业性非政府组织均在国家卫生和计划生育委员会以及国家安全生产监督总局的主管下，以会员涉及面广、专业能力强、影响力大著称。这些组织涉及职业安全、职业卫生、职业病临床和职业卫生监督等方面，如中华医学会、中华预防医学会、中国健康促进与教育协会、中国卫生监督协

会、中国职业安全健康协会、中国安全生产协会和中国化学品安全协会等。中华医学会是中国医学科学技术工作者自愿组成的学术性法人社团,全国性学术团体,有近100年的历史,在中国有着广泛的会员基础和最深厚的学术基础,现有83个专科分会,50万名会员;其中,公共卫生学分会对于职业卫生学科的发展起着重要的促进作用。中华预防医学会是全国公共卫生预防医学领域的科技工作者自愿组成的学术性法人社团,也是全国性学术团体;中国大陆所有的省、自治区和直辖市都已经建立了预防医学会,很多市级和县级预防医学会也相继成立,从而在全国范围形成了一个完整的预防医学学会体系;超过11万名会员,其中专科会员1万余名;中华预防医学会下设46个专业分会,其中与职业安全与卫生密切相关的有职业病专业委员会以及劳动卫生与职业病分会。中国健康促进与教育协会是中国各界健康教育工作者自愿结成的专业学术团体,协会下设医院分会、学校分会、企业分会、传播分会和社区分会等5个二级分会,倡导有益的健康生活方式,促进健康教育社会化,积极推进"中国公民健康素养促进行动"。中国卫生监督协会是由卫生监督管理工作者和卫生监督、疾病预防控制、医疗、技术服务机构、科研院校以及有关企事业单位自愿组成全国性法人社团,成立于2009年;目前只有4个专业委员会,其中就有职业卫生专业委员会。成立于1983年的中国职业安全健康协会,由中国职业安全健康与安全生产工作者及有关单位自愿结成,是中国在职业安全健康与安全生产领域建立的第一个全国性社团组织。成立于1993年的中国安全生产协会,面向全国安全生产领域,由各相关企事业单位、社会团体、科研机构、大专院校以及专家、学者自愿组成;同年成立的中国化学品安全协会,主要由涉及化工生产的中央企业、地方化工大型骨干企业、化工高等院校、安全生产科研院所等机构组成,这两个协会以行业自律和专业效应积极发挥社团组织桥梁和纽带作用。

二、美国职业卫生安全专业性非政府组织

美国职业安全与卫生管理中的专业性非政府组织大多悠久历史,以专业能力强、志愿性高和对政府影响力大著称。如美国公共卫生协会(APHA)、美国国家安全委员会(NSC)、美国工业卫生协会(AIHA)、美国政府工业卫生师协会(ACGIH)、美国安全工程师学会(ASSE)、美国职业与环境医学协会(ACOEM)以及美国职业与环境诊所协会(AOEC)等。美国公共卫生协会是美国唯一一家有着140多年专业经验、广泛会员基础和强有力公共卫生政策影响力的非政

府组织。美国国家安全委员会是美国第一所安全和健康机构。美国工业卫生协会是国际上最大的服务于职业安全卫生和环境的机构之一，为各行业、政府机构、劳工、学术机构和独立组织的专业人员提供职业安全卫生服务。美国政府工业卫生师协会制订更新的化学物质和物理因素的阈限值，被推荐成为全美遵守的标准。美国安全工程师学会是历史最悠久的职业安全协会。美国职业与环境医学协会是美国最大的通过预防医学、临床护理、科学研究和教育培训来促进劳工健康的医学组织。美国职业与环境诊所协会是以医疗中心或诊所网络为基础，并为其提供职业与环境医学临床服务和开展疑难病症研究的组织。美国职业卫生护士协会是由从事职业和环境健康护理的专业注册护士组成的协会，是美国最大的为劳工、从业群体和社区提供保健服务的专业性组织。

三、中美职业卫生安全专业性非政府组织比较

（一）组织发展情况比较

1. 成立时间　自20世纪80年代开始，非政府组织在世界各国社会中无论其数量、规模还是影响力均以惊人的速度发展，尤其是在人权保护、环境保护、劳工问题、疾病防治、教育等领域。有专家以“政治空间转换”来解读中国非政府组织的兴起和功能，20世纪八九十年代以后中国非政府组织才得以迅速发展；但是笔者认为在劳工问题、疾病防治、教育等领域非政府组织的作用远远发挥于更早期。如中华医学会，由我国防疫、检疫事业的先驱，著名的公共卫生学家伍连德博士倡议，于1910年成立；成立大会于1915年2月由国内各地医师31人在上海举行，当时会员有232人。1932年4月中华医学会与1886年建立的中国博医会宣布两会合并，仍称为中华医学会。1949年时中华医学会成立的专科学会有内、外、妇、儿、医史、卫生等11个。再如中华预防医学会劳动卫生与职业病分会是由中国劳动卫生与职业病学科的奠基人吴执中教授等劳动卫生与职业病专家和教授于1959年发起筹备，几经努力，于1979年正式成立。美国是世界上最早诞生非政府组织的国家之一，是非政府组织发展、运行较为成功的国家。

2. 组织形式　非政府组织是一个庞杂的社会组织体系。有关的组织形式分类一直以来是一个颇有争议的问题。在对国外研究进行分析探讨的基础上，清华大学非政府组织研究所、中央财经大学和国家行政学院的研究对于中国的非政府组织进行了分类。结合上述机构研究的成果和中美两国职

业安全卫生专业性非政府组织的实际情况，笔者认为把这些组织单纯地归属于某一类是不妥当的。如职业安全卫生专业性非政府组织既有团体会员参与，又有个人会员参与；既有为成员提供服务的互益行为，又有面向社会的公益行为。故从组织形态来看，均为兼具公益和互益的会员制社会组织。

3. 组织规模 由于两国从业人员的规模不同，无法以此来比较中美两国职业安全卫生专业性非政府组织的规模，中国专业性非政府组织更倾向于以专业分会或专业委员会的方式、以单位会员和个人会员的形式扩大规模。更为甚者，如中华预防医学会劳动卫生与职业病分会下设粉尘与尘肺、工业毒物与中毒、物理因素危害、空气监测、劳动卫生与职业病诊治、劳动卫生管理、乡镇工业及妇女劳动卫生、职业肿瘤、生物监测、职业性多发病、电子计算机应用以及中医治疗等专业学组。前提是专业委员会有扩充的专业可能性和自愿性，单位会员和个人会员则有参加的自愿性和专业资格。美国的专业性非政府组织则以个人会员自愿参加为主。

（二）组织作用的比较

职业安全卫生管理涉及法律规范、工程防护、个体防护、健康促进、临床医疗、人力资源和福利保障的各个领域，作为专业性的非政府组织，来自雇主、行业、政府管理部门、研究机构和职业病临床的职业安全卫生方面专业人员，由管理专家、公共卫生学专家、工效学专家、工程师、职业病医师、护理人员等共同组成。中美的这些专业性非政府组织之工作形式有所不同，但均致力于发挥以下作用。

1. 专业人才培养 专业性非政府组织承担职业安全卫生方面专业人才的培养。这些组织充分利用专业优势系统培养职业安全卫生方面的人才，开展专业资格认证，服务各个行业，形成良性的人才培养、使用、提升机制。如中华医学会开展的专业医师培训，中国卫生监督协会对卫生监督员的培训；美国安全工程师学会开展的安全工作人员认证等。同时这些学（协）会设立各种奖项鼓励专业人员的成长和创新，如中华医学会评选和奖励优秀医学科技成果，中国职业安全健康协会设立了协会科学技术奖等。

2. 技术支撑 专业性非政府组织是职业安全卫生管理最有力的技术支撑，体现在调查研究、新技术的推广和规范治理等方面。这些专业性非政府组织是中美两国乃至国际上有相当影响力的职业安全卫生机构，云集了来自各个行业职业安全卫生方面的专业人员，卓有成效地开展职业安全卫生方面的前沿研究，发现和解决新问题。如中华预防医学会劳动卫生与职业病分会专业人员参与的中国大陆范围内尘肺病、铅中毒、苯中毒、汞中毒及农药中毒等的调查和防治工作；如美国政府工业卫生师协会开展的职业安全卫生暴露的研究和控制指导。专业性组织利用专业优势为雇主和行业达到法律标准要求提供安全评估、预防控制措施、健康咨询、应急救援和临床医疗等服务，建立职业病监测等信息平台。如中国职业安全健康协会推广新成果、新技术和新产品，中国安全生产协会承担安全评价工作；美国职业与环境诊所协会提供职业病监测平台等。

3. 社会引领　专业性非政府组织是职业安全卫生法律制订和政策拟订的主要影响者和建议者，不断起到社会引领的作用。专业性组织的研究成果和调研结果因其专业性自始至终都影响到立法活动和政府决策。无论中美，各个组织的主要工作（成就）中几乎都有为此而做的努力，而在这方面的影响力也是这些学（协）会发展的动力之一。这些专业性组织还运用掌握的信息和规则开展说服和合作，推动和提升国家职业安全卫生战略。如中华预防医学会职业病专业委员会最先在中国提出“基本职业卫生服务”理念，从而推动在中国大陆开展基本职业卫生服务的试点；2004 年中国职业安全健康协会开始负责中国大陆地区“安全社区”的推广工作，美国国家安全委员会则将每年的 6 月定为国家安全月。由于这些组织在专业人才培训、技术支撑和对政策制定影响力，其代表着本国的职业安全卫生管理的最高专业水准参与到相关领域的国际交流，影响至世界。

（三）组织管理规定比较

20 世纪 50 年代初，中国政务院和内务部先后通过了《社会团体登记暂行办法》以及《社会团体登记暂行办法实施细则》。1982 年，《中华人民共和国宪法》第 35 条再次确立了公民结社自由。1986 年颁布的《中华人民共和国民法通则》在中国历史上首次实现了对非政府组织法律地位的确认。1989 年，国务院颁布《社会团体登记管理条例》将中国非政府组织的登记管理主体调整为民政部。1998 年，《社会团体登记管理条例》进行了修订。这些条例确立了业务主管部门与登记管理部门在中国非政府组织登记上的双重审查以及登记管理部门对于非政府组织日常监督管理的制度。中国的各职业安全卫生专业性非政府组织都有业务主管部门。美国对于非政府组织的管理则依据《非营利法人示范法》和《美国统一非法人非营利社团法》等联邦法,立法层次相对高,突出了非政府组织民间性和自治性的特点。

第四节　职业卫生监测

一、美国职业卫生监测

美国职业健康效应监测始于1957年国家健康访谈调查,通过家庭访谈收集广泛的健康主题数据。使用概率抽样法选取并采访一定比例的美国家庭,获取与工作相关的发病数据。60多年来,美国职业健康效应监测范围不断扩展,监测内容包括:社会安全署疾病赔偿档案、生命统计死亡证明数据档案、国家职业性死亡系统、煤矿工人X线监测项目、成人血铅流行病学调查和监测项目、行为风险因素监测系统、听力损失监测、职业性呼吸性疾病监测(与工作有关的肺病监测系统、国家职业呼吸系统死亡监测、工作相关哮喘监测系统和矽肺监测系统)、职业风险哨点事件识别系统以及死亡率评估和控制评价。美国最初的职业危害因素监测是美国国家职业安全与卫生研究所(National Institute of Occupational Safety and Health,NIOSH)于1972—1974年针对普通工业企业开展的国家职业危害因素调查,于1981—1983年开展了第二项普通工业企业潜在危害因素调查——国家职业暴露调查,于1984—1989年开展了一项相似的采矿业潜在危害因素调查——国家采矿业职业卫生调查。近年来,NIOSH危害因素监测结合了职业安全卫生署和煤矿安全卫生署的监督性采样结果。NIOSH各种调查项目也获得了重要的职业危害因素监测数据。

二、我国职业卫生监测

我国的职业卫生监测工作起源于1956年开始的职业病报告工作,随后职业病报告系统经历多次扩容和完善。2006年原卫生部将职业病及其影响因素纳入“我国疾病预防控制信息系统”子系统“健康危害监测信息系统”进行报告,在全国范围内启用职业病网络直报。报告的病种范围涵盖《职业病分类和目录》10大类132种职业病中的9大类121种。2014年建立“职业病与职业卫生信息监测系统”,覆盖全国31个省(自治区、直辖市)和新疆生产建设兵团共2000多个县区,内容包括职业病、疑似职业病个案报告,职业健康检查,职业病诊断工作情况，职业病鉴定工作情况汇总报告。2015 年增加重点职业病监测内容——职业健康检查个案报告。2019 年纳入全民健康保障信息化工程。20 世纪 70 年代末和 80 年代，我国开展多项职业危害专项调查，包括 1979—1981 年在全国开展的五种职业中毒调查，1982—1984 年全国重点职业肿瘤流行病学调查，1987—1990 年全国尘肺流行病学调查，1990 年乡镇工业职业卫生服务需求调查，2011 年职业健康状况调查工作。2020 年 1 月，国家卫生健康委和国家统计局下发了《全国职业病危害现状统计调查制度》，启动全国职业病危害现状统计调查。为了补充和完善职业病报告数据，2009 年卫生部在中西部的 22 个省份设立 45 个监测点开展 9 种职业病病种的重点职业病监测工作，2010 年监测点数扩增至 72 个，2011 年扩增至 119 个，截至 2014 年监测点数达到 123 个。2015 年起重点职业病监测点按地市级行政区划为单位设置，监测工作覆盖所辖的所有县级行政区。2019 年，重点职业病监测项目覆盖全国 31 个省（自治区、直辖市）和新疆生产建设兵团，以地市级行政区划为单位设置监测点，监测工作覆盖辖区内所有县级行政区。监测范围为 28 种重点职业病，监测对象为辖区内接触重点职业危害因素的劳动者。

三、中美职业卫生监测对比

（一）监测依据

我国职业卫生监测工作是《中华人民共和国职业病防治法》赋予卫生行政部门的职责，法律要求卫生行政部门开展重点职业病监测和专项调查，对职业健康风险进行评估，为制定职业卫生标准和职业病防治政策提供科学依据。美国 1970 年职业安全和卫生法制定时，就赋予 NIOSH 法定的职业病和危害因素监测的职能。

（二）监测对象

我国职业病监测的对象是经职业病诊断机构诊断的全部职业病病例，而美国职业病伤害监测的对象依据全国项目和州级项目的监测目标不同而不同。NIOSH 早期主要对 10 种职业病伤害（职业性肺病、肌肉骨骼疾患、职业性癌、严重的职业性创伤、心血管系统疾病、生殖系统疾病、神经毒性损伤、噪声性聋、皮肤病和心理性疾患）进行监测；美国的国家职业危害因素调查和国家职业暴露调查包括所有职业危害因素；我国职业危害因素监测早期以危害较大的 5 项毒物普查和 8 种重点职业肿瘤调查为主，随后监测因素种类逐渐扩大，目前涵盖所有职业危害因素。我国的监测范围覆盖全国；而美国现有多种监测活动，只有几个是全国范围的，大多是在州范围内开展的。通过NIOSH监测项目提供资金的26个州每年至少报告24项职业健康指标中的15项。这些指标基于联邦和州来源数据的组合，包括职业伤害和疾病调查、年致命职业伤亡普查、应急部门访问和工人补偿数据。州和领地流行病学家委员会（Council of State and Territorial Epidemiologists，CSTE）为所有26个受资助州编制一份联合年度报告。

（三）监测方法

我国职业病报告由职业病诊断机构通过网络直报系统报告；美国的职业病伤害报告多通过不同的疾病监测系统报告，数据来源包括：①现有的医疗健康记录，如医生的诊断记录、死亡证明、出生证明、出院记录、初级医疗提供者的记录（包括急诊室）、保险申请档案和病人的职业医学门诊记录。②直接医学调查，美国职业安全与卫生署（Occupational Safety and Health Administration，OSHA）规定须对多种情况进行医学评估（如石棉肺、煤矿工人尘肺、棉尘症和铅中毒）。③雇主的记录，根据劳工部规定，雇主必须维护工作场所损失和疾病的记录。④工人赔偿记录，包括工人所从事的行业和职业、工人在工作场所中所处的环境和因某些因素导致的职业病等，可用于监测特定职业病的发展趋势，并对后续可能发生的职业病采取预防行动，因此各州工人赔偿系统的数据可能有利于监测。⑤实验室数据，某些商业实验室通过分析生物样本（血和尿等）确定工人从环境中吸收的毒物浓度。我国职业危害因素监测数据来源有职业卫生和职业病报告系统报告数据、职业病危害项目申报系统、职业危害专项调查（普查）和重点职业病监测（抽样调查）等。美国的职业危害因素监测数据来源包括OSHA监督记录、直接的危害因素调查，如国家职业危害因素调查和国家职业暴露调查等。

（四）监测结果及其运用

我国监测结果主要用于分析职业病的危害现状和趋势，对职业健康风险进行评估，为制定职业卫生政策和标准提供依据；美国职业危害因素监测数据主要用于提供不同工业和职业人群的职业健康危害因素潜在暴露的全国性估计数据，利用监测数据评价和改进职业病伤害预防控制工作的效果。由于监测方法的不同，我国目前的监测尚未得到不同职业人群职业危害因素暴露的全国性估计数据。

（五）监测主导部门或机构

我国职业卫生监测工作主要由国家卫生健康部门组织，自上而下，统一技术方案；而美国主要以 NIOSH 为主组织开展，与多部门合作开展多种监测项目，服务于多种目的；除了国家层面的监测项目外，还有很多州水平上由卫生部门和安全部门独立开展的监测项目，服务于地方的监测目的。为了提高职业性疾患、伤害和危害因素监测信息在联邦水平上的利用度，加强州健康部门和其他机构开展职业卫生监测的能力，增加对高风险行业、职业、人群的监测，NIOSH 与州、其他联邦机构和私营组织合作建立了有效的职业卫生数据资源库。过去的 40 多年，NIOSH 在职业危害因素、疾病、伤害监测中发挥了关键作用，与很多州、国家健康统计中心和其他联邦机构，包括劳工统计局、职业安全卫生署和煤矿安全卫生署共同开展了重要监测活动。

从中美两国职业卫生监测的发展、工作开展情况以及主要项目来看：①两国的职业卫生监测工作均处于不断完善的过程中，所开展的职业卫生监测项目在较大程度上实现了监测项目设计的预期目标，基本达到了识别、掌握职业病伤发生发展趋势的目的。②两国的职业卫生监测工作多是以病例报告、专项调查和普查形式进行，尚未能完全实现连续、系统地收集、分析和解释以及发布与职业卫生有关资料的工作目的，与现代公共卫生监测理论方法要求和传染病监测实践尚有差距。③两国职业卫生监测结果均用于确定高危人群以及计划、实施和评价职业卫生干预措施等方面，但美国的利用度总体上好于我国。④美国职业卫生监测工作的优点在于监测目标具体，职业危害因素监测经过分层抽样设计获取全国有代表性的样本，鼓励地方（州）开展职业卫生监测，所以监测目标更易实现。我国职业卫生监测项目均是全国性的，监测指标多，但由于各地行业分布、经济水平、职业卫生技术水平和服务能力差别较大，可能会导致一些地方监测工作质量下降，影响监测目标的实现。

第五节　职业卫生安全培训

一、美国职业卫生安全培训

（一）OSHA 培训

作为美国劳工部的下属部门，OSHA 的主要职责包括制定和执行职业安全健康法规标准，提供相关信息咨询、培训教育与资助项目等。OSHA 的培训教育管理工作由其下属的培训教育理事会承担，将 OSHA 的培训项目及实施机构进行梳理。外展培训项目是 OSHA 为企业雇主和雇员提供的职业安全与健康专项培训，内容涵盖作业场所危害的识别、消减、避免和预防，以及雇员的权利和雇主的职责等。企业可自由选择是否采用该培训项目，部分州及地区强制执行该项目。而苏珊哈伍德培训资助项目是 OSHA 专门为非营利组织提供资金，开展面向企业雇主和雇员，特别是技能较低、文化水平不高和从事高危行业的作业人员的职业安全与健康专项培训，培训的主要内容与外展培训项目类似。另外，OSHA 培训学院以及分布于各地的教学中心可为联邦和各州的职业安全健康检查人员、咨询人员、其他政府机构的工作人员和私营机构的相关人员，提供职业安全健康专业培训，内容以 OSHA 标准为主，如起重安全、船厂作业安全等。

（二）NIOSH 培训

NIOSH 是美国卫生与公共服务部所辖疾病控制与预防中心的一部分，负责开展职业安全与健康领域的科学研究，并提供专业培训。在培训方面，NIOSH 于 20 世纪 70 年代建立了分布于美国十多所大学的教育与研究中心。基于科研资源及研究方向，教育与研究中心可为专业研究人员和从业者提供工业卫生、职业健康护理等职业安全与健康跨学科学历教育和科研能力培训，以满足人员在学历及科研方面的培训需求。NIOSH 还可通过培训项目资助为行业内的从业者提供本科和研究生学历教育。与跨学科学历教育不同，该项目只针对职业安全与健康领域单一学科。位于不同地域的教育与研究中心不仅能够实施资助项目，还可开展不同主题的职业安全与健康继续教育项目，为该领域从业人员提供相关课程，如呼吸防护等。

二、中国职业卫生安全培训

（一）国家规章及部门规章

《中华人民共和国职业病防治法》是我国针对职业病预防和控制的单行法。从法条中不难看出，开展职业病后果宣贯、普及职业因素危害相关知识、传授职业病防控技术、监督企业职业卫生管理措施落地，是政府、企业以及劳动者共同的责任。中国职业安全培训的有关法规与规章中，重点对煤矿、非煤矿山企业和危险物品生产、经营、储存等高危行业企业的主要负责人、安全管理人员和特种作业人员（即“3 项岗位”人员）的培训、考核、持证和复审等作出了要求，同时还明确了新上岗的临时工、合同工等其他从业人员的岗前培训内容和学时，以及特种设备作业人员、各级政府安全生产监管人员和安全培训机构培训师的培训要求。在培训的组织实施方面，近年中国政府相关部门出台、修订了多项职业安全培训法规及标准，来强化培训工作，如鼓励生产经营单位开展自主安全培训，进一步扩大其培训范围，并取消了专业安全培训机构资质等级的要求等。

（二）地方规章及行业标准

在法律法规和部门规章基础上，地方政府结合自身情况，颁布实施了地方性规章和细则等，提出更高的要求或将实施过程具体化，以规范相关单位和人员的培训工作。而安全培训方面的行业标准主要以各类培训大纲和考核标准为主，旨在明确某些专业或岗位的培训范围、要求、内容、课时等细节，以及考核要点和考核方法等环节，为相关工作提供指导。

三、中外职业卫生安全培训比较

美国以人员的安全与健康为主线，从国家、地方、行业协会等层面，对包括培训在内的职业安全健康工作统一立法，以 OSHA 和 NIOSH 为实施代表的职业安全健康培训针对人群广泛，旨在提升人员能力，内容丰富而专业，组织形式灵活多样，过程管理较为规范。中国则是将不同行业的生产安全作为主线，从国家、行业管理部门、地方等层面，对职业安全培训工作专项立法，以生产经营单位和培训机构为实施主体的职业安全培训，主要面向高危行业企业、关键岗位等生产和监管重点人群，培训大纲和内容以基础知识为主，旨在满足不同岗位的基本要求。

参考文献

[1] 余悦. 中美职业卫生监测工作比较分析[J]. 环境与职业医学，2020，37（11）：1119-1123.

[2] 卢伟，朱素蓉. 非政府组织在职业健康保护中的作用——中美职业安全与卫生专业性非政府组织比较和启示[J]. 环境与职业医学，2014，31（10）：747-752.

[3] 廖海江. 国外职业卫生立法经验管窥[J]. 劳动保护，2011，（10）：24-26.

[4] 任国友. 中美职业安全健康法对比[J]. 中国安全科学学报，2009，19（07）：46-51.

[5] 张剑虹，楚风华. 国外职业安全卫生法的发展及对当代中国的启示[J]. 河北法学，2007，（02）：94-96.

[6] 周纪标. 中国的职业卫生法律法规体系分析[J]. 职业卫生与应急救援,2016,34(02):170-173.

[7] 李涛,张敏,李德鸿,等. 中国职业卫生发展现状[J]. 工业卫生与职业病,2004(02):65-68.

[8] 郭伟玲,尚鹤睿. 中国职业卫生法律体系实施现状研究[J]. 中国公共卫生管理,2020,36(03):335-338.

[9] 沈艳. 高校健康安全教育与职业卫生培训方法的研究——评《职业卫生与安全教育培训方法指南》[J]. 高教探索,2018(01):131.

[10] 张伟军. 职业卫生技术服务现状和发展形势分析[J]. 工业卫生与职业病,2019,45(05):329-331.

[11] 廖红燕. 我国职业卫生安全问题的改善对策分析[J]. 中外企业家,2018(07):226.

[12] 刘蕾. 我国职业安全卫生法律体系现状调查及问题分析[J]. 徐州工程学院学报(社会科学版),2010,25(03):10-13+42.

[13] 杨晓忠. 突发公共卫生事件中医护人员职业安全防护对策——评《公共卫生突发事件中职业安全与健康:医护人员和应急救援者防护指南》[J]. 中国安全科学学报,2024,34(03):248.

[14] 唐小哲,刘东山. 职业安全健康监督管理工作职责调整的解读与建议[J]. 环境与职业医学,2018,35(09):791-794.

[15] 张敏,徐李卉,刘拓,等. 我国医护人员职业卫生防护体系研究[J]. 中国安全生产科学技术,2018,14(05):51-60.

[16] 胡莜,彭民金,廖汉林,等. 我国医疗机构职业安全与健康管理体系的构建探讨[J]. 中国医药导报,2018,15(07):146-149.

[17] 常凯. 职业安全卫生权利与职业安全卫生法治[J]. 法学论坛,2010,25(05):135-140.

[18] BUKHTIYAROV IV, IZMEROV NF, TIKHONOVA GI, et al. Occupational injuries as a criterion of professional risk [J]. Studies on Russian Economic Development, 2017, 28(5):568-574.

[19] DYSON MC, CARPENTER CB, COLBY LA. Institutional Oversight of Occupational Health and Safety for Research Programs Involving Biohazards [J]. Comparative Medicine, 2017, 67(3):192.

第六章 国外职业卫生安全管理先进经验及启示

第一节　美国

美国法规标准除了通用规范外，还采用了以职业病危害因素为对象分类建设职业卫生法规标准的方法，来明确企业保护劳动者健康所应遵循的最低行为准则。一般工业领域 PART1910 的标准中有 55 款是规定各类职业性有害因素的，包括空气污染物、噪声、特殊化学物质、电离辐射、致癌物等，并专门规范了 43 种重点有毒有害物质的实施细则。对于每一项重点物质，从适用范围和条件、定义、允许暴露限值、控制区域、暴露监测、合规方法、呼吸防护、防护服和防护设备、医疗监护、危害告知、记录保存、监测观察等方面，全面、详细地规定了企业在预防某种化学性危害因素所致职业病危害中应遵循的行为准则，便于政府监管和雇主管理。

第二节　欧盟

在欧盟，职业安全健康统计工作由欧盟统计局（Eurostat）负责，欧盟统计局是欧盟委员会的组成部门，总部位于卢森堡。Eurostat 的主要工作是与成员国合作，对成员国的统计数据进行整体的归纳和总结，并向欧盟委员会提供欧盟层面的统计情况。整体上来说，欧盟层面的职业安全健康统计范围很大，几乎包括了职业安全健康相关的所有信息，如企业信息、劳动者信息和医疗卫生等。欧盟层面职业安全健康统计有以下特点：统计的范围更大，在对职业安全健康统计的同时，还对工作相关疾病和医疗保健统计，为政府决策和科学研究提供了更多的基础数据；统计系统的规范化，如 ESAW 和 EODS 的编码设计极大地方便了成员国对于数据的收集和归类；统计系统的实用性较强，政府和企业人员可以按照编码对职业安全健康事故进行快速的分类和记录，提高了数据采集的效率和准确性。

随着我国科学技术飞速发展，越来越多的先进设备和技术被引入到我国的职业卫生统计及信息档案管理中，但我国职业安全健康的统计范围仍需进一步扩大，在兼顾生产安全事故统计的同时，需要更多地考虑职业病和职业相关疾病的统计，以及与职业安全健康相关的社会相关信息的统计。要建立更加科学高效的统计指标体系，通过计算机技术的应用来提高数据存储、分析和共享的能力，优化统计编码体系，提高数据统计的效率。

第三节　英国

英国是世界上矿山事故率最低的国家之一。以煤矿为例，近些年来创造了连续多年死亡事故为零的纪录，这些主要得益于英国比较完善的矿山安全监管体系，包括不断完善的法律制度，政府、社会、和企业多层次的监督管理，以及不断完善的现代化的生产技术和设施。英国行业主管部门在矿业安全监管方面发挥着重要作用。以煤炭为例，其政府主管部门是英国煤炭局，主要职责是：①向采矿经营者颁发煤炭勘探和开采许可证，监管煤炭生产企业按经营范围经营，并对生产矿山和露天采场实施年度监察；②处理地面深陷破坏赔偿；③制订矿井污染治理计划，矿井水经治理达标后允许排入河流；④发布采矿信息；⑤资产管理；⑥提供 24 小时的地面危害报告服务。此外，为矿工的职业健康与安全制定保护政策，通过有效管理保障矿工和公众的健康和安全也是英国煤炭局的重要职责之一。英国煤炭局主要是通过执行相关法律、法规，建立和完善保障机制，实现煤矿职业健康与安全状况的好转。

相比我国目前情况，煤炭行业管理工作仍由多个部门共同承担，没有形成勘查、规划、生产、运输、销售和安全统一管理的协调机制，职能交叉重叠、界定不清、责权不对等的问题仍然十分突出，严重影响工作效能，监管监察的作用也受到一定影响。我国需要加强生产安全和职业健康执法监管部门建设，确立其执法监管的法律地位，充实各级安全和卫生监管力量，全方位加大生产安全和健康促进执法监管力度，通过严格监管，逐步形成各类企业自觉遵守法律法规、严格按标准组织生产的局面。

第四节　德国

德国科学的界定工伤保险的法定义务和目的。德国法定工伤保险的法定义务主要有“使用一切适当的手段”防止工伤事故、职业病以及各类职业危害因素的发生；在工伤或职业病发生后，“使用一切适当的手段”尽可能使参保者恢复原有的健康及其工作能力；对参保者或其遗孤（遗孀）提供适当的资金补偿，在这里工伤保险的“适当手段”主要指预防、康复和赔偿等。具体工作指导原则是预防为主，其次是康复，最后才是赔偿。法定工伤保险预防的任务和目的包括：一是促进工作中的安全与健康；二是减少职业因素对生命和健康造成的危害；三是对不可避免的危险因素进行有效控制；四是向雇主提供劳动保护的专业咨询。工伤保险制定了一套多方位的措施目录，如职业安全奖罚制度、交流并提供职业安全信息、专业咨询、定期体检及职业安全指导、安全检测和认证、工业立法、合格认证、职业安全探查、科研发展新的职业安全模式以及职业安全监控及技术咨询等。对应的法定工伤保险康复的任务和目的具体为以下方面：一是帮助职工恢复健康；二是如有可能帮助职工重新回到原有的工作岗位；三是帮助职工重新进入职场和社会。除此之外，法定工伤保险赔偿的任务和目的是平衡因工伤事故和职业病造成的经济损失，使工伤职工能安心参加各类康复活动。具体包括：一是为工伤职工提供伤残金、过渡性补贴和工伤年金；二是为工伤家属提供遗属年金、身故补助金和遗体迁置费。此外，德国法定工伤保险经办机构还有以下任务：确保为工伤职工提供包括医疗、职业和社会康复等各项应有的工伤保险待遇，协调和控制各项康复活动的有效实施，确保工伤职工在康复期间的生活费用等。

德国法定工伤保险运营机制首先是企业及机构法人在生产过程中，根据员工人数向德国法定工伤保险机构支付保险费；其次，一旦在生产中发生事故，企业参保人不是向企业及机构法人申请赔偿，而是向德国法定工伤保险机构申请工伤待遇，这本质上是免除了企业及机构法人进行赔偿的法律责任。目前我国生产安全形势依然很严峻，发生重特大责任事故时，雇主所面对的伤残雇员往往不是少数人，尤其在高危行业中，伤残雇员数量更多。在这种情况下，雇主赔偿费用相当庞大，尽管部分支出属于工伤保险的赔偿范围。当发生保险事故时，可要求保险人向相关法定工伤保险机构直接中请工伤待遇，这样一方面减轻了雇主在面临重大事故时的巨大赔偿责任，不致因此影响到企业的正常生产经营，有利于经济的健康发展；另一方面也使受伤雇员不至于因雇主的推脱或无力承担赔偿责任等原因而造成其利益受损。工伤保险机构可根据企业的事故发生率和事故损失确定未来的保险率。

第五节　澳大利亚

澳大利亚的法律注重企业的职业健康责任，企业必须制订职业健康计划，设立职业健康管理架构，指定职业健康负责人，定期或不定期地对公司的健康安全风险进行评估。风险评估基本基于危害的发生率以及危害所造成的严重程度来进行。风险评估体系成熟、多样，但政府不对工作场所的风险进行评估，而是由企业自行评估或聘请人员进行评估，对资质亦无特殊限制。企业自行负责改善作业场所健康安全状况，向雇员提供符合标准的健康安全场所。澳大利亚企业相对守法意识较强，其主体责任落实比较到位，对于自行检查存在的问题能真正地落实整改。而员工也必须遵守劳动要求，否则出意外后可能得不到应相应的赔偿。另外，澳大利亚依据企业职业危害风险程度，实行不同的保险支付比例，对企业起到很好的促进作用。

我国企业在履行职业病的防治职责方面的自觉性还远远不足，部分企业法律意识淡薄，劳动者流动性大、化学品的广泛使用、社会对职业健康的认知度不足，政府对职业卫生的投入还远远不足，职业危害事故的发生还是有很大的可能性，如何形成企业诚信守法经营、员工积极参与、政府严格监管、良好的保障体系是全面做好职业卫生工作的一项重点。职业病防治工作涉及面广，但是劳动者职业病防治法律法规和相关知识的知晓率不高，对可能导致的后果不清楚。随着职业病范围的不断扩大，需要通过电视、网络等多种形式向全社会宣传，提高全社会职业病防治法制意识和防护意识，特别应将防护知识与技能培训结合，建立正确的工作程序和工作方法，提高全民的劳动保护意识，力求人人皆知，极力主动去避免造成职业伤害。在全社会提倡诚信经营，建立诚信体系。在工商注册、政府招标、银行信用等方面予以记录。

第六节　俄罗斯

俄罗斯的工伤保险覆盖全体就业人员，即指在所有经济部分工作的人员(临时工除外)。学生、律师、文艺工作者、作家、自愿报险人员、救火队员或类似的紧急救援人员也被工伤保险所覆盖。工伤范围包括执行管理人员交办的任务，例行工作，或从事对本单位有益的工作而发生的人身伤害。在工作场所发生的伤害，不管是否在休息时间，也都属于工伤。俄罗斯规定如果工伤事故是由于雇主严重违反安全法规造成的，要对雇主进行罚款并支付给工伤职工或其家属。俄罗斯还强化了雇主在事故预防、职业康复、伤残职工再就业等方面的责任。不管是受伤还是疾病，都必须提供医疗护理。经劳动能力鉴定委员会鉴定后，建议雇主安排适当工作或禁忌安排某种工作。雇主通常也按照委员会的建议对工伤人员进行培训，并安排工作。

劳动者作为财富的创造者，当其健康权益得不到保障时，会大大影响家庭及社会的稳定。而各行各业的职业危害不同，各企业对职业危害的控制更加相去甚远。我国部分地区也在推行基于风险的职业卫生管理模式，但大部分由管理部门负责进行，主要用于监管。可借鉴俄罗斯经验强化雇主责任，促进企业从自身经济效益的角度出发，自觉减少职业危害。

第七节　韩国

职业安全健康局下属的职业安全健康研究院是韩国职业安全健康的主要研究机构。职业安全健康研究院设有工业卫生研究中心、化学厂安全研究中心、工业卫生实验室质量管理规划中心、职业健康研究中心、工业化学物质研究中心和职业病诊断研究中心。除了开展职业安全健康研究外，还负责安全设备和个体安全防护设备的试验和批准，同时还负责安全证书的发放。在职业安全健康技术合作方面，职业安全健康局与 8 个国际职业安全相关组织、18 个国家的政府和研究机构建立了长期的研究合作关系，在加强与传统合作国家如美国、英国、德国、瑞典和加拿大研究机构合作的同时，不断加强与亚洲周边的国家如中国、俄罗斯、蒙古和越南等国的政府和研究机构的交流合作。与国际组织例如国际劳工组织、联合国环境规划署、国际标准化组织、国际社会保障协会、国际职业卫生委员会、世界卫生组织等建立了合作关系，通过开展技术和信息交流、海外培训和承办大会等形式，不断提高韩国职业安全健康的国际化水平。

现如今，各国对职业卫生安全问题都十分关注，职业卫生安全问题已经成为国际的焦点问题。国家安全卫生文化在不断地普及和推广，许多国家都在采取相关措施有效地促进建立和保持预防性国家安全卫生文化，并且为了国家安全引入管理体系的理念和方法，希望能够通过文化的传播，提高国际对职业卫生安全问题的重视程度，促进职业卫生安全问题的解决。我国在面临和处理职业卫生安全问题时要保持专业与清醒，积极借鉴国际先进的经验教训，并且还要结合自身国情和实际情况，主动处理职业卫生安全问题，提升处理水平。

第八节　新加坡

新加坡的职业健康检查按照《工厂医学体检条例》进行。如果劳动者受聘的工作接触砷及其化合物、石棉、苯、沥青、镉及其化合物、压缩气体环境、棉、铬、铅及其化合物、锰及其化合物、汞及其化合物、噪声、有机磷、全氯乙烯、硅石、煤焦油、三氯乙烯、氯乙烯单体等有害物质，都要参照该条例进行健康检查。新加坡职业健康检查由注册的特定工厂医师进行。职业健康检查分为聘用前检查，工作中检查和其他聘用前检查。所有从事上述有害作业的人员均须经过由特定的健康检查并认定适合后才能入职。职业健康检查费用由雇主承担。所有从事上述有害作业的员工都必须配合完成相应的职业健康检查。工厂医师必须将员工的健康检查结果按照安全总监规定的格式向雇主递交。雇主必须在职业健康检查完成后，按照安全总监的需要向员工提供健康检查报告。特定工厂医师通过职业健康检查发现员工的健康损害与所从事的职业相关的，可以建议员工短期或是永久性调离该岗位。如果在聘用前健康检查中发现职业禁忌证，可建议该员工避免从事该行业。职业健康检查发现员工出现健康损害，医生应提出相应建议并告知员工。特定工厂医师可以要求雇主协助进行工作场所的检查。

新加坡设立工厂医师对我国职业卫生管理提供有益借鉴。通过必要的职业安全条例规定，在我国企业中设立厂医，其职责是对企业员工定期进行与职业相关的检查,如听力、视力、血压等,有时也进行心理疏导等工作,及早预防职业病的发生,把职业病消灭在萌芽状态,特别是在高危行业的企业中设立厂医,可以大大降低因身体健康原因导致的事故率。

参考文献

[1] 高子清,周书林.发达国家职业安全与健康中央监管机构设置探讨[J].职业卫生与应急救援,2016,34(01):86-88.

[2] 俞文兰,宋文质,何丽华,等.国际及国外职业卫生有关法律法规浅析[J].中国工业医学杂志,2010,23(01):61-65.

[3] 吴大明,张梦.美国州级矿山职业安全健康监察体系分析研究与借鉴[J].中国煤炭,2019,45(03):114-120.

[4] 吴大明.欧盟职业安全健康体系综述与启示[J].中国煤炭,2018,44(03):153-159+162.

[5] 朱钰玲,李涛.德国职业安全卫生法律法规体系及其细化形式[J].职业与健康,2016,32(18):2584-2589.

[6] 张宏元.美国职业卫生技术服务体系借鉴[J].劳动保护,2017,(04):91-93.

[7] 汤道路.美国《职业安全卫生法》的执法困境、突破与借鉴[J].江西社会科学,2016,36(01):175-179.

[8] 陈荣昌,刘敏燕,黄兵.美国职业卫生法规、监管及统计体系[J].中国安全科学学报,2007,(03):100-104.

[9] 代海军.国外职业安全与健康监管制度研究[J].行政与法,2017(11):65-73.

[10] 赵圆,俞文兰,张恒东.国外企业职业卫生管理模式及其对我国的启示[J].职业卫生与应急救援,2015,33(05):384-388.

[11] 楚风华,张剑虹.职业安全卫生法的国际比较及其启示[J].甘肃社会科学,2007(05):152-154.

[12] WITTER RZ, TENNEY L, Clark S, et al. Occupational exposures in the oil and gas extraction industry: State of the science and research recommendations [J]. American Journal of Industrial Medicine, 2014, 57(7):847-856.

[13] GRZYWACZ JG, LIPSCOMB HJ, CASANOVA V, et al. Organization of work in the agricultural, forestry, and fishing sector in the US southeast: Implications for immigrant workers' occupational safety and health [J]. American Journal of Industrial Medicine, 2013, 56(8):925-939.

第七章

应对我国职业卫生安全体系及管理问题的对策

第一节　推动多部门协调治理，健全职业卫生管理体系

职业卫生工作需要多部门的密切合作，是任何一个部门都难以独立完成的。政府部门要以保护劳动者健康及其相关权益为目标，进一步转变观念和工作方式，突破部门局限，加强合作，在职业卫生工作中注重协调、合作和发挥有关部门和全社会的积极性，使职业病防治和各项制度真正落到实处。部门之间要主动加强合作，加强信息沟通。积极鼓励及支持各种民间组织机构（类似于美国自愿保护计划参与者协会），为企业提供信息、宣传和指导，成为政府推行企业政策法规有力助手，维护企业雇员的职业健康。建立以政府行政机构为基础、民间组织机构为补充的多元化行政管理体系，形成自上而下、遍及全国的系统管理网络，保证国家对企业实施的各项职业卫生政策法规及计划项目得以顺利贯彻和执行，从而形成多部门合作，全社会参与，共同推动企业职业安全卫生工作的良好局面。政府主管部门也可组建职业卫生管理的专业研究部门，鉴定、评审工作场所及其各种生产设备的测量技术、控制工艺、生产布局等的合理性和安全性，建立具有中国特色的职业卫生管理体系，并通过各个部门的联合协作，推进重点职业危害企业的管理体系建设，形成完备的管理体系，并逐步推进普通、一般职业危害企业建立职业卫生管理体系。

第二节　完善职业卫生法，规范配套管理

我国需要进一步完善职业卫生安全法律法规，促进经济发展不应成为职业卫生立法目的，而只是能够客观达到的效果，应站在保障劳动者安全与健

康的角度之上修订完善相关法律，根据其制定总体规划，不断完善配套相关的法规标准。我国法规层面应加强建设围绕危害因素、职业病危害作业的配套管理规范；在标准层面，总体架构上与法规体系的总体分类一致，加强建设按危害因素、职业病危害作业分类的技术性规范。例如，可参照美国模式对特殊物质、危害等作业管理，建立以某一危害因素作业为主线的，从劳动者接触危害因素到健康损害处置的过程管理类标准。

第三节　健全职业卫生标准体系，加强网络载体建设

职业卫生标准建设与管理的权责交叉，以及多部门分段、分头管理等直接影响到标准体系建设的系统规划，标准的针对性、实用性和相互衔接等也会受到一定影响。应当进一步理顺相关部委职业卫生标准建设与管理上的职责及其协调机制，确保行政管理与标准建设和管理授权的一致，健全国家标准、行业标准相互间转化的衔接、转化机制，细化职业卫生标准体系制修订管理机制，并在此基础上加强相关标委会标准建设管理的协同，确保标准体系建设与管理的系统、科学、协同与高效。在加强职业卫生标准相关体制机制建设的基础上，针对职业卫生标准相关法规与当前实际脱节甚至不一致的突出问题，加强《中华人民共和国标准化法》等法律法规的修订，尤其是按照党中央、国务院职业卫生法规标准体系建设与管理的具体要求，修订《国家职业卫生标准管理办法》，细化和进一步明确相关部门职业卫生标准建设与管理的责权，以及标准制修订及其管理的若干机制，为建立责权明晰、运行有效的标准建设管理体系及构建科学、系统的职业卫生标准体系奠定制度基础。针对标准体系过于庞杂、分散建设的现状，加强相关标准的统筹、整合和分类，并进一步立足我国职业卫生工作日益面临的突出问题，着力加强若干关键性技术标准的建设，构建与安全生产相关内容协调、统一又相对独立的职业卫生标准体系。由于体制等的原因，我国职业卫生标准的门户网站等的建设还较为分散，分类查询等功能还不够完善，给基层监管部门、用人单位和相关机构的查询下载及依法依规开展相关工作带来较大不便。建议参考美国等官方网站统一、规范和系统建设法规标准的模式，进一步加强职业卫生标准的统一分类、梳理和汇编，以及标准的信息化统一建设。

第四节　建立职业病防治信用制度，推进健康企业建设

用人单位提升职业病管理能力和技能的前提是管理者加强职业病防治工作的意识，要通过完善各项法律法规并进行有效监督管理，改变用人单位管理者的职业病防治意识。各级卫生行政部门和监督机构应该通过日常的监督检查向管理者普及职业病防治的法律法规要求，强化用人单位职业病防治主体责任。各级政府还应该建立职业病防治工作信用制度或通报制度，将未能履行职业病防治主体责任的单位进行通报或是纳入不良信用名单，与企业纳税或社保基金缴纳相挂钩，通过增加缴税或缴纳社保基金，要求用人单位履行其职业病防治责任。对于企业来说，应当完善自身管理制度改善自身环境，提升健康管理和服务水平，打造企业健康文化，满足企业员工健康需求，实现企业建设与人的健康协调发展。健康企业建设不仅仅是职业卫生专业工作的内容之一，更是疾控工作在用人单位积极开展和卫生防病政策有效落实的平台，可以起到面点结合的示范效果。在专业技能的指导下，通过企业自主建立健全企业管理制度、建设健康环境、提供健康管理服务、营造健康文化等措施的落实，提升用人单位职业病的管理能力和实现卫生防病知识进企业，有利于从根本上提升用人单位和劳动者的职业病防治知识水平和疾病控制措施在企业的落实。

第五节　重视人才培养，推进人员继续教育

培养公共卫生人才是公共卫生机构能力提升的基础，各级政府和教育主管部门要加强公共卫生专业人才的培养，为各级职业卫生技术服务机构提供专业人才。通过专业的学科建设和社会实践，提升学生在校的职业卫生知识储备和职业卫生工作能力，通过职业流行病学、卫生工程学、职业医学、职业防护和妇女劳动卫生等专业课程的开展，丰富在校学生的专业知识，并通过和职业病防治机构的联合教学，开设实习基地提供现场实践教学，直接强化在校学生对职业卫生工作的认识和提升实践能力，保障职业卫生工作的和谐健康可持续发展。专业技术人才是推动我国职业健康或者是职业卫生事业发展最重要的因素，人员的服务水平直接关系到职业病防治措施能否精准、

有效地实施，因此，引进人才和留住人才是提升服务能力的关键。要重点改善机构的人员结构配置，提高高职称人员比例，提高专业技术人员的业务能力，提升人员整体素质。重视人员的继续教育，培养高层次人才，同时多与上级部门及其他职业卫生技术服务水平较高的机构交流学习，建立有效的质量控制制度，提升职业卫生技术服务质量。

第六节 加强信息档案管理，构建技术支撑网络

疾控中心和民营机构都存在设施设备老旧、数量不足等问题，导致全国的职业卫生技术服务工作难以得到质的提升。要完善职业病防治技术支撑体系的布局，以疾病预防控制机构、职业病防治院（所、中心）为主干，完善"国家、省、市、县"四级职业病监测评估技术支撑网络。各技术服务机构必须强化基础设施设备配置，加强仪器设备投入和定期的维护保养，规范专业人员的操作程序，强化硬件设施，以尽快编织好职业病防治网。除此之外，对于职业病统计工作，相关单位领导应足够重视，领导部门要将自身的作用充分发挥出来，抓学习、抓管理、抓检查督促、抓制度落实，以此来为统计信息档案管理工作的有效开展提供服务。在各项工作开展过程中，要严格执行《中华人民共和国统计法》，加强信息现代化建设，合理应用大数据、人工智能等新技术、新方法，加强医防融合，以此来适应新的发展要求，减少和防止统计工作人员人为干扰，遏制和杜绝在统计上弄虚作假的行为。还要切实提高职业病档案的质量，对于职业病档案来说，其不仅是劳动者健康监护和环境检测的记录档案，也是卫生统计机关资料来源的基础，是卫生机关各项统计工作开展的重要依据。卫生统计信息档案管理质量至关重要。

参考文献

[1] 段志萍，张沁雨，周志俊. 芬兰政府在职业卫生工作中的作用[J]. 职业卫生与应急救援，2022，40(01)：119-123.

[2] 马欣. 火力发电厂职业卫生现状及监管对策探讨[J]. 现代职业安全，2024，(03)：40-42.

[3] 李士成，朱霞惠，刘洋. 泰州市职业卫生监督形势及对策建议[J]. 中国卫生监督杂志，2022，29(03)：291-294.

[4] 陶骏骏，刘龙飞，李金星，等. "互联网 + 专业课程"建设与创新创业教育融合浅

析——以《职业卫生与环境安全》课程为例[J].广东化工,2020,47(15):232-233.
[5] 邱乐平,阴旅宁,张成云.四川省市级疾病预防控制中心职业卫生技术服务能力现况调查及对策研究[J].预防医学情报杂志,2019,35(11):1245-1249.
[6] 兰亚佳,黄倩,全立明.服务大众的职业卫生教育发展足迹——四川大学华西公共卫生学院职业卫生事业历史回顾[J].现代预防医学,2019,46(19):3457-3459.
[7] 清底数、抓培训、强执法浙江省全面接力职业卫生执法工作[J].中国卫生监督杂志,2019,26(03):200.
[8] 王林平,宋静,路小婷,等.将科研内容引入《职业卫生与职业医学》实验教学中的探索与实践[J].医学理论与实践,2018,31(23):3627-3628.
[9] 张亚梅.新世纪职业卫生服务面临的挑战与对策[J].世界最新医学信息文摘,2018,18(90):298.
[10] 樊晶光,王海椒,张建芳,等."一带一路"倡议下职业卫生的挑战和对策探讨[J].环境与职业医学,2018,35(09):786-790.
[11] 程根银,唐晶晶,牛振磊,等.安全生产与职业卫生一体化监管执法对策研究[J].华北科技学院学报,2018,15(01):77-81.
[12] 许曙青.职业安全健康教育研究与实践[J].工业安全与环保,2017,43(06):39-41.
[13] 严璟,杨瑾屏.在卫生高职教学中强化职业安全教育的思考[J].新西部(理论版),2016(14):161+146.
[14] 刘清香,刘松,郑育丰.深圳市光明新区职业卫生现状调查与分析[J].现代预防医学,2016,43(09):1570-1573.
[15] 陈健.对职业安全健康教育工作的思考[J].产业与科技论坛,2016,15(02):134-136.
[16] 张倩.略论我国职业卫生教育立法的完善——从与我国台湾地区立法的比较出发[J].淮海工学院学报(人文社会科学版),2012,10(01):37-39.
[17] PINGLE S. Occupational safety and health in India: now and the future [J]. Industrial Health, 2012, 50(3):167-171.

第八章

总结和展望

《健康中国"2030"规划纲要》强调要把人民健康放在优先发展的战略地位。其中，职业健康被作为重点关注方面，关乎国家公共安全体系的建设与完善及健康中国的实现与健康城市的建设和推动。职业卫生的主要工作内容就是研究人类从事各种职业劳动过程中的卫生问题，它以职工的健康在职业活动过程中免受有害因素侵害为目的，其中包括劳动环境对劳动者健康的影响以及防止职业性危害的对策。现如今，我国社会正处于不断进步发展的阶段，国家经济稳步增长，国家发展前景良好。职业卫生安全对国家、社会、企业、家庭等多个方面健康发展都有着重要的影响，因此，社会必须高度重视职业卫生工作。

中华人民共和国成立 70 多年，我国职业病防治工作也走过了 70 多年的发展历程，取得了辉煌的成就。全国职业病防治体系建立健全，职业卫生法律框架及标准体系逐步形成，职业卫生信息化建设加速推进。伴随我国社会经济的快速发展，特别是改革开放以来，全球化、工业化、城市化，以及技术进步带来的经济转型发展，新技术、新材料、新工艺广泛应用，新的职业、新的工作方式以及劳动力老龄化等，均对职业病防治工作提出了新的问题和挑战。市场监管、人群健康、工伤赔偿、事故处理等涉及多部门共同管理，法律法规标准需进一步完善和加强可操作性、用人单位自律亦须加强、人力资源紧缺、信息化水平相对落后、医防裂痕等问题影响我国职业卫生安全体系作用的发挥。

职业卫生管理在欧美国家起步较早，其法律法规和管理手段相对比较健全。通过比较中外职业卫生安全体系的法律法规、管理机构、专业性非政府组织、职业卫生监测与职业卫生安全培训，找出我国职业卫生安全体系薄弱点并从推动多部门协调治理，健全职业卫生管理体系；出台综合职业卫生法，规范配套管理；健全职业卫生标准体系，加强网络载体建设；建立职业病防治信用制度，推进健康企业建设；重视人才培养，推进人员继续教育；加强信息档案管理，构建技术支撑网络等角度给予改善建议。

纵观我国职业卫生的发展历程，自《中华人民共和国职业病防治法》颁布以来，进入了一个新的阶段，虽然面对社会的职业卫生管理还存在诸多不足和问题，但是随着2018年卫生健康委员会的组成和职业卫生监督职能的再次移交，法律法规的不断完善，全国职业卫生人员的共同努力，中国职业卫生管理发展前景明朗。回首过去，经过几代职业病防治工作者披荆斩棘，携手努力，职业病防治工作取得了可喜的成绩。新时代新征程，职业健康工作者们要认真贯彻党的二十大精神和习近平总书记对职业病防治工作的批示指示精神，不忘初心，牢记使命，集中力量做好尘肺病攻坚行动和职业健康保护行动，落实《国家职业病防治规划》要求和任务，进一步加强职业健康法制建设，完善职业健康监管体系，推进科技创新，开展职业健康宣教培训，为健康中国规划目标的实现而不懈努力。